Calm
Approach to Glycemic Variations

Vol.5 No.1 2018

監修　岡田 洋右（産業医科大学医学部第１内科学講座）

Contents

Review ……………………………………………………………………………………… 2
糖尿病と腸内細菌
　藤田 真隆 ほか（慶應義塾大学医学部腎臓内分泌代謝内科）

CGMの「イロハ」教えます ……………………………………………………………… 7
実践編　CGMのある１例からみる治療戦略のディシジョンメイキング
　〜その②〜Basal-Bolusインスリン療法で治療していた
　　　１型糖尿病合併妊娠の一例
　辻野 大助（東京慈恵会医科大学　糖尿病・代謝・内分泌内科）

トピックス - 最新の知見 - ……………………………………………………………… 11
２型糖尿病患者の血糖変動とHbA1cの関連
　元 舞子 ほか（産業医科大学医学部第１内科学講座）

２型糖尿病における食後高血糖と心血管疾患，総死亡との関連
　髙尾 淑子（朝日生命成人病研究所糖尿病代謝科）

Case Study …………………………………………………………………………… 20
FreestyleリブレProを用いてDPP-4阻害薬にミチグリニド/ボグリボース
配合錠を併用し，著効を確認し得た外来２型糖尿病の２例
　猪口 哲彰 ほか（いのくち医院内科）

インスリングラルギン，リラグルチド，ルセオグリフロジンで加療中に，
ミチグリニド/ボグリボース配合錠の追加が血糖変動の改善に有用であった
２型糖尿病の１例
　亀井 望 ほか（広島赤十字・原爆病院　内分泌・代謝内科）

Q&A ……………………………………………………………………………………… 27
Q8　GIとカーボカウントについて教えてください
　西川 直子 ほか（大阪市立大学大学院医学研究科発達小児医学）

- 対　談 - ……………………………………………………………………………… 34
糖尿病の発症・進展におけるホルモンの関与と血糖値の変動

　　岡田 洋右　　　×　　　稲垣 暢也
　（産業医科大学医学部第1内科学講座）　（京都大学大学院医学研究科 糖尿病・内分泌・栄養内科学）

表紙：京都府　貴船神社 早朝の雪景色の参道と春日灯籠
　　　（アフロ）

Calm【ká:m, カーム】
Calmは「穏やかな，落ち着いた，凪」といった意味をもちます．血糖変動を"凪"のように抑制し，病態を"穏やか"にする糖尿病治療をイメージしています．

Review

糖尿病と腸内細菌

慶應義塾大学医学部腎臓内分泌代謝内科

藤田 真隆 入江潤一郎

はじめに

ヒトの腸内には，重量にして1kg，100兆個を超える腸内細菌が共生しているとされており，また，腸内細菌が有する遺伝子の数はヒトの100倍に及ぶと考えられている[1]．遺伝学的解析とメタボローム解析に代表される網羅的代謝産物解析の進歩により，腸内細菌が宿主の糖エネルギー代謝に大きな影響を与えていることが明らかとなり，近年注目を集めている．本稿では，食後高血糖や2型糖尿病・肥満症における腸内細菌の特徴と意義，治療応用の可能性について概説する．

糖尿病個体の腸内細菌叢の特徴

腸内細菌の遺伝学的解析から，ヒトの腸内細菌叢は個人差が大きく多様性に富み，さまざまな臨床指標と関連することが明らかとなってきた．腸内細菌の個人差は遺伝要因，環境要因の双方により決定されるが，一卵性双生児における検討から，遺伝的影響はさほど大きくはなく，出生後の環境要因がおも

に個性を決定し，その組成は個人内で比較的安定していることも明らかとなっている[2]．

糖エネルギー代謝異常症と腸内細菌叢の研究は，ob/ob肥満マウスと同腹の正常マウスで腸内細菌叢の組成が異なることをGordonらが報告したことにはじまる．Gordonらは，肥満マウスでは正常マウスにくらべてBacteroidetes門に属する菌が少なく，Firmicutes門に属する菌が多いことを見出した[3]．さらに同様の検討をヒト肥満者でおこない，マウスと同じ腸内細菌叢の偏りがヒトでも認められた[4]．

本報告がなされて以降，糖エネルギー代謝異常症患者を対象とした腸内細菌叢の検討が多くおこなわれている．対象集団により差異が認められるものの，日本人を含む2型糖尿病患者の腸内細菌叢は，健常者と比較して偏り（dysbiosis）が認められている．糖尿病患者ではLactobacillus属の細菌や大腸菌が多く，また酪酸を産生するRoseburia属やFaecalibacterium prausnitziiが減じているなどの特徴が共通して認められている[5][6]．腸内細菌全体が有する遺伝子の検討からも，2型糖尿病患者の腸内細菌では酪酸などの短鎖脂肪酸産生能の低下が

認められ，またムチンバリア層の維持能が低下していることなどが報告されており，この腸内細菌の機能変化が糖尿病の病態にさまざまな影響を与えていると考えられている[7]．

腸内細菌が宿主の糖エネルギー代謝に影響を与える機序

腸内細菌が宿主の血糖エネルギー代謝に影響する機序として，1）短鎖脂肪酸や胆汁酸などの腸管内代謝を介するもの，2）慢性炎症を介するもの，がおもにあげられる．

1）短鎖脂肪酸・胆汁酸などの腸管内代謝を介する機序

短鎖脂肪酸は，難消化性の食物繊維などの多糖類を腸内細菌が分解することにより体内で産生されるが，短鎖脂肪酸はシグナル分子として機能し，糖尿病の病態に影響を与える．酢酸，プロピオン酸，酪酸はGPR43/FFAR2，プロピオン酸，酪酸，吉草酸はGPR41/FFAR3のリガンドとなることが近年明らかとなったが，GPR43とGPR41は腸管内分泌細胞であるL細胞上に発現しており，L細胞の腸管ホルモン産生に短鎖脂肪酸が影響を与える．無菌マウスではL細胞のペプチドYY（PYY）産生は低下しており，そのため消化管運動は亢進し，消化管内容物からのエネルギー回収は低下，肥満抵抗性であった．その無菌マウスを有細菌化すると腸管内の短鎖脂肪酸とL細胞のGPR41を介したPYY産生が増加し，腸管内容物からのエネルギー回収が増え，体脂肪蓄積の亢進が認められた[8]．同様に，L細胞の産生するGLP-1も腸内細菌によるGPR41やGPR43を介した産生制御を受けており，Gpr41欠損マウスとGpr43欠損マウスではGLP-1産生が低下し，耐糖能が悪化することが報告されている．このように，腸内細菌が産生する短鎖脂肪酸は腸管内分泌細胞の腸管ホルモン分泌を促進することで，宿主の糖エネルギー代謝に影響を与えている[9]．

胆汁酸は，体内で合成され肝臓から分泌される一次胆汁酸と，その後腸管内で腸内細菌により脱水酸化や脱抱合反応で代謝・形成される多種の二次胆汁酸から構成されるが，胆汁酸も，近年，FXRやGPBAR1のリガンドとなり，シグナル分子として機能することが明らかとなった．胆汁酸受容体GPBAR1もL細胞上に発現を認め，胆汁酸はL細胞のGLP-1の産生を促進して耐糖能を改善することが報告された[10]．胆汁酸の種類によりGPBAR1アゴニスト活性が異なることも明らかとなり，個人の腸内細菌叢の差異が胆汁酸代謝および腸管内胆汁酸組成の違いにつながり，宿主の耐糖能に影響を与えていると考えられている．実際，筆者らは胆汁酸吸着剤を用いて腸管腔内の胆汁酸と腸内細菌叢を変化させることで，GLP-1産生を促進し，食後高血糖・耐糖能が改善することを報告している[11]〜[13]．

2）慢性炎症を介する機序

2型糖尿病では慢性炎症が認められるが，その原因の一つとして，腸内細菌およびエンドトキシンの関与が指摘されている．高脂肪食を摂取させたマウスでは，腸内細菌叢の変化と腸管バリア機能が低下し，血中エンドトキシンの増加を認められ，抗菌剤を投与するとインスリン抵抗性，耐糖能の改善が認められる[14]．本機序はmetabolic endotoxemiaと称され，ヒトにおいても2型糖尿病患者で血中エンドトキシン濃度が高値であること，また血液中から微生物由来DNAが検出されることなどが報告されている．ヒトにおいても，腸内細菌を源流とした慢性炎症が耐糖能に影響を与えていると考えられている[6][15][16]．

糖尿病治療における腸内細菌

これまでに述べた2型糖尿病患者に認められる腸内細菌の情報を臨床現場に応用し，食後高血糖や血糖管理を改善する取り組みが精力的におこなわれている．

食物繊維の摂取は2型糖尿病発症のリスクを減じることが知られている[17]．食物繊維が糖尿病発症を抑制する理由としては，消化酵素と食物の接触を緩徐にすることや，消化管運動を抑制して食後高血糖を減じることなどが考えられている．食物繊維が腸内細菌に影響を与えることも古くから指摘されていたが，血糖関連指標とあわせた詳細な検討はおこなわれていなかった．最近，健常人に3日間連続で食物繊維を多く含む大麦パン，または通常の小麦パンを3日間与え，その後の負荷試験による食後高血糖の差を検討したクロスオーバー臨床試験が報告された[18]．その結果，大麦パンを食することで負荷試験の食後高血糖が抑制された被験者（responder）は，抑制されなかった被験者（non-responder）と比較してBacteroidetes門の腸内細菌が増えており，とくに同門中のPrevotella属の腸内細菌の増加を認めていた．Responderの腸内細菌では，腸内細菌のポリサッカライドを分解する遺伝子が大麦パンの摂食により増加を認めたが，non-responderではその変化は認められなかった．Prevotella属のなかでもPrevotella copriがresponderで多くを占めており，Prevotella copriを通常マウスに投与すると耐糖能が改善することも示された．本研究は，食物繊維が食後高血糖を抑制する機序に腸内細菌が関与すること，また個人が有する腸内細菌の違いを踏まえた食事処方，糖尿病発症予防の取り組みを支持するものといえる．

食後高血糖に注目し，個人の腸内細菌叢を含めた臨床データを包括的に用いて，食後高血糖をきたしにくい食事処方をおこなう試験も報告されている[19]．個々の2型糖尿病患者の腸内細菌叢や臨床データなどから，食後高血糖をきたしにくい食事を処方するコンピュータープログラムが作成された．その結果，プログラムが作成した食事処方によっても，管理栄養士が作成した食事処方と同程度の食後高血糖の抑制がもたらされた．さらに本試験では，食後高血糖と大腸菌が属するProteobacteria綱の腸内細菌に正相関が認められることが示され，食後高血糖に強く関与する腸内細菌が存在することが示唆された．また，食後高血糖をきたしにくい食事を摂ることにより，2型糖尿病患者で減じている短鎖脂肪酸産生菌Roseburia inulinivoransの増加が観察されている．食後高血糖を抑制する食事療法をおこなうことが2型糖尿病患者のdysbiosisを是正し得ることが示されたといえ，食後高血糖を防ぐ食事の摂り方は，腸内細菌の偏りを是正することで糖尿病発症の予防に寄与している可能性が考えられた．

食後高血糖を是正する薬物の代表としては，αグルコシダーゼ阻害薬（α-GI）があげられる．α-GIの腸内細菌への影響は，1980年代にも鏡検法によりアカルボースの投与で腸内細菌科の細菌が減少し，ビフィズス菌やLactobacillus属の細菌が増加することがヒトで報告されている．最近の遺伝学的手法を用いた解析でも，2型糖尿病患者へのアカルボース投与によるビフィズス菌の増加が確認されており，さらにこれらの患者では血中LPS濃度の低下が観察されている[20]．本所見はα-GIが腸内細菌叢とその機能を変化させ，腸管バリア機能を保護する作用も有していることを示唆している．さらにヒトにおいてα-GIの内服により呼気中の水素ガスが増加することも示されており，やはりα-GIは

腸内細菌叢に影響を与えることで，食後高血糖の抑制のみならず，多面的な効果を発揮していることが推測されている[21]．

おわりに

2型糖尿病における腸内細菌の検討が盛んにおこなわれ，血糖管理に影響する生活習慣やメトホルミンなどの治療薬も腸内細菌へ影響を与えていることが報告されている．腸内細菌は糖尿病の病態の重要なピースであると考えられ，個人の腸内細菌の情報を踏まえた，個別化された糖尿病治療の開発が今後期待される．

文 献

1. Qin J, Li R, Raes J et al : A human gut microbial gene catalogue established by metagenomic sequencing. *Nature* **464** : 59-65, 2010

2. Yatsunenko T, Rey FE, Manary M J et al : Human gut microbiome viewed across age and geography. *Nature* **486** : 222-227, 2012

3. Ley RE, Backhed F, Turnbaugh P et al : Obesity alters gut microbial ecology. *Proc Natl Acad Sci U S A* **102** : 11070-11075, 2005

4. Ley RE, Turnbaugh PJ, Klein S et al : Microbial ecology : human gut microbes associated with obesity. *Nature* **444** : 1022-1023, 2006

5. Hartstra AV, Bouter KE, Backhed F et al : Insights into the role of the microbiome in obesity and type 2 diabetes. *Diabetes Care* **38** : 159-165, 2015

6. Sato J, Kanazawa A, Ikeda F et al : Gut dysbiosis and detection of "live gut bacteria" in blood of Japanese patients with type 2 diabetes. *Diabetes Care* **37** : 2343-2350, 2014

7. Inoue R, Ohue-Kitano R, Tsukahara T et al : Prediction of functional profiles of gut microbiota from 16S rRNA metagenomic data provides a more robust evaluation of gut dysbiosis occurring in Japanese type 2 diabetic patients. *J Clin Biochem Nutr* **61** : 217-221, 2017

8. Samuel BS, Shaito A, Motoike T et al : Effects of the gut microbiota on host adiposity are modulated by the short-chain fatty-acid binding G protein-coupled receptor, Gpr41. *Proc Natl Acad Sci U S A* **105** : 16767-16772, 2008

9. Tolhurst G, Heffron H, Lam Y S et al : Short-chain fatty acids stimulate glucagon-like peptide-1 secretion via the G-protein-coupled receptor FFAR2. *Diabetes* **61** : 364-371, 2012

10. Thomas C, Gioiello A, Noriega L et al : TGR5-mediated bile acid sensing controls glucose homeostasis. *Cell Metab* **10** : 167-177, 2009

11. Tagawa H, Irie J, Itoh A et al : Bile acid binding resin improves hepatic insulin sensitivity by reducing cholesterol but not triglyceride levels in the liver. *Diabetes Res Clin Pract* **109** : 85-94, 2015

12. Morimoto K, Watanabe M, Sugizaki T et al : Intestinal bile acid composition modulates prohormone convertase 1/3 (PC1/3) expression and consequent GLP-1 production in male mice. *Endocrinology* **157** : 1071-1081, 2016

13. Kusumoto Y, Irie J, Iwabu K et al : Bile acid binding resin prevents fat accumulation through intestinal microbiota in high-fat diet-induced obesity in mice. *Metabolism* **71** : 1-6, 2017

14. Kawano Y, Nakae J, Watanabe N et al : Colonic Pro-inflammatory Macrophages Cause Insulin Resistance in an Intestinal Ccl2/Ccr2-Dependent Manner. *Cell Metab* **24** : 295-310, 2016

15. Cani PD, Amar J, Iglesias MA et al : Metabolic endotoxemia initiates obesity and insulin resistance. *Diabetes* **56** : 1761-1772, 2007

16. Amar J, Serino M, Lange C et al : Involvement of

tissue bacteria in the onset of diabetes in humans : evidence for a concept. *Diabetologia* **54** : 3055-3061, 2011

17. Kellow NJ, Coughlan MT, Reid CM : Metabolic benefits of dietary prebiotics in human subjects : a systematic review of randomised controlled trials. *Br J Nutr* **111** : 1147-1161, 2014

18. Kovatcheva-Datchary P, Nilsson A, Akrami R *et al* : Dietary Fiber-Induced Improvement in Glucose Metabolism Is Associated with Increased Abundance of Prevotella. *Cell Metab* **22** : 971-982, 2015

19. Zeevi D, Korem T, Zmora N *et al* : Personalized Nutrition by Prediction of Glycemic Responses. *Cell* **163** : 1079-1094, 2015

20. Su B, Liu H, Li J *et al* : Acarbose treatment affects the serum levels of inflammatory cytokines and the gut content of bifidobacteria in Chinese patients with type 2 diabetes mellitus. *J Diabetes* **7** : 729-739, 2015

21. Suzuki Y, Sano M, Hayashida K *et al* : Are the effects of alpha-glucosidase inhibitors on cardiovascular events related to elevated levels of hydrogen gas in the gastrointestinal tract? *FEBS Lett* **583** : 2157-2159, 2009

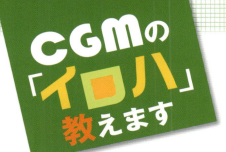
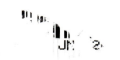

実践編　CGMのある1例からみる治療戦略のディシジョンメイキング

～その②～Basal-Bolusインスリン療法で治療していた1型糖尿病合併妊娠の一例

東京慈恵会医科大学　糖尿病・代謝・内分泌内科　**辻野大助**

はじめに

　欧米の糖尿病診療では，おもに直近に測定した血糖値がつねに表示されるリアルタイムCGMが使用されている．リアルタイムの血糖値を患者自身がみることで，患者が高血糖時に超速効型インスリンの追加注射をしたり，意識的に食事を少なめに摂ったりすることができ，リアルタイムCGMは究極の自己管理ツールとなり得る．実際，強化インスリン療法中の1型糖尿病患者を対象としたリアルタイムCGMによる介入研究において，25歳以上の患者ではHbA1c値の有意な改善効果があると報告された[1]．しかし，ある一定期間の血糖変動をみて，低血糖や高血糖の原因が治療内容のどこにあるかを考え，最適な治療方針を検討するには，リアルタイムにデータが表示されないmasked CGMが有用である可能性がある[2,3]．筆者ら[4]は，Basal-Bolusインスリン療法を施行中の1型糖尿病患者101名を対象に，masked CGMによりレトロスペクティブに捉えた24時間の血糖変動の実態，とくに低血糖の実態と，HbA1c値との関連について検討している．この報告では，HbA1c値と標準偏差（SD）などの血糖変動指標の間には有意な関連はみられなかったが，HbA1c値が低いほど夜間を中心として低血糖の頻度が増加していた．

　本稿では，厳格に血糖管理しなければならない1型糖尿病妊婦の症例を提示し，masked CGMを用いたインスリン投与量の調整法について解説する．

症例提示

【症例】 19歳，女性

【現病歴】 9歳時感染症を契機に1型糖尿病を発症，Basal-Bolusインスリン療法（レギュラーインスリン各食前，NPHインスリン就寝前投与）を導入した．以後，当院小児科外来でフォローされていたが，HbA1c 10％前後と血糖コントロール不良で，13歳時にインスリンアスパルト各食直前，インスリングラルギン就寝前投与に変更し，以後HbA1c 8％台で推移していた．18歳時，仕事の都合で昼夜が逆転し，食事が朝夕の2食になったため，アスパルト朝夕食直前，グラルギン朝夕食直前投与に変更となった．

　今回，近医で妊娠8週であることが確認され，小児科受診後当科紹介となった．すぐに入院とし，グラルギンはインスリンデテミルに変更した．

【既往歴】 特記事項なし

【家族歴】 叔母が2型糖尿病

【入院時所見】 身長161cm，体重62.5kg，BMI26kg/m^2，血圧90/52mmHg，脈拍90bpm・整，HbA1c 8.0％，空腹時血中C-ペプチド0.03ng/mL，尿中C-ペプチド1.2μg/日，24hr-CCr 137mL/min，尿中Alb＜5mg/gCr，尿蛋白定量146 mg/日，糖尿病網膜症なし

【入院後経過】 食後の血糖上昇を確実にコントロールするため，本人了承のうえ6分割食を開始した．朝昼夕の3食（各400kcal）＋10時，15時，20時の補食（各

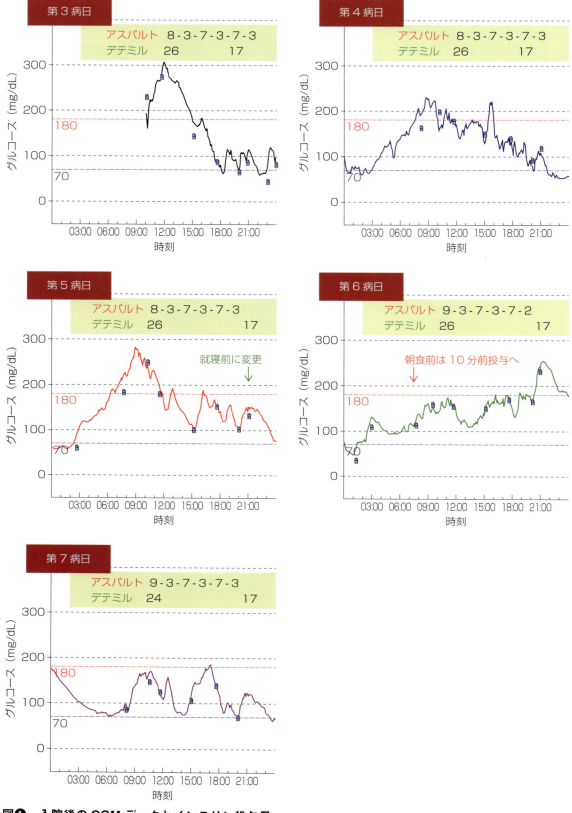

図❶ 入院後のCGMデータとインスリン投与量

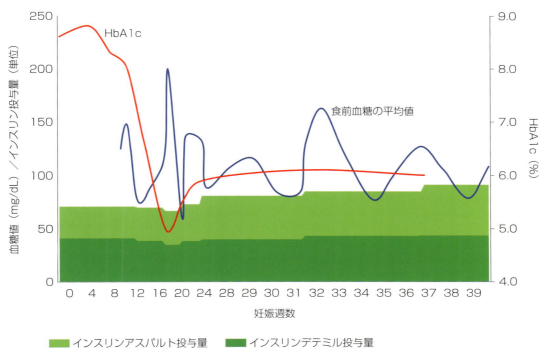

図❷ 妊娠中のHbA1c値とインスリン投与量の推移

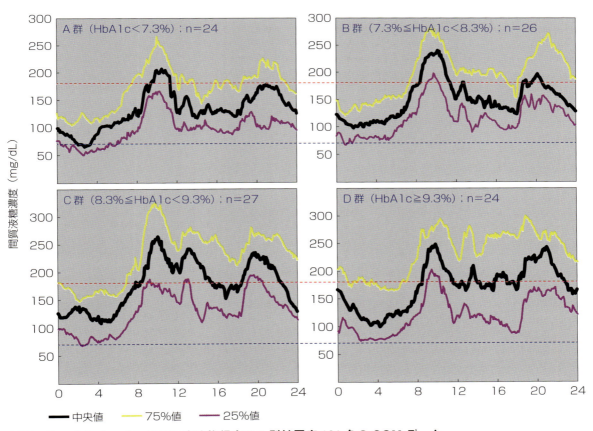

図❸ Basal-Bolusインスリン療法施行中の1型糖尿病101名のCGMデータ

(Tsujino D et al, 2016[4] より引用)

140kcal）で1日の総摂取カロリーを1,620kcalとした.

インスリンアスパルト投与量は入院前（9-10-10-0）であったため，6分割食に合わせて，朝食直前7単位，10時補食直前2単位，昼食直前7単位，15時補食直前3単位，夕食直前7単位，20時補食直前3単位投与で開始した．第3病日よりCGMを導入し，明け方から朝食前後にかけて著明な血糖上昇がみられたため，インスリンデテミルの効果を適正化するため，第5病日より夕食前のデテミルを就寝前投与に変更した（図❶）．また，第6病日には朝食直前のアスパルトを9単位に増量し，朝食前のみ食直前投与から朝食10分前投与へと変更した．第6病日において，夜中1時に低血糖はあったが，前述の明け方から朝食前後にかけての血糖上昇が抑えられ，血糖推移の改善がみられた．夜間就寝後の低血糖に関しては，第7病日から朝食前のデテミルを24単位に減らし，第8病日夕食直前のアスパルトを6単位に減らした．

退院後は，図❷に示したように，アスパルト，デテミルともに妊娠週数に伴い増量を続け，出産直前にはアスパルト（15-6-8-5-8-5）（計47単位），デテミル（23-0-0-21）（計44単位）で，総インスリン投与量91単位/日となった．妊娠中，HbA1c値は6％前後で推移していた．

おわりに

筆者らが報告したBasal-Bolusインスリン療法施行中の1型糖尿病患者101名のCGMデータでも，HbA1c値の高低にかかわらず同様の血糖変動パターンを呈し，夜間就寝中の血糖低下と朝食前後の高血糖を認めた（図❸）[4]．本症例では，持効型インスリンと朝食直前の超速効型インスリンの投与タイミングを工夫することで，血糖変動の安定が得られた.

最近，強化インスリン療法施行中の1型糖尿病妊婦215名（CSII施行者は46％）を，血糖自己測定（SMBG）に加えてリアルタイムCGMをおこなう群とSMBGのみおこなう群に無作為に割り付けて検討したCONCEPTT試験が報告された[5]．妊娠の経過中，リアルタイムCGM施行群のほうが，有意にHbA1c値が低下し（p=0.037），出生児のLGA（Large for gestational age）例（p=0.021），24時間以上のNICU滞在例（p=0.016），新生児低血糖例（p=0.025），入院期間（p=0.009）に関しても有意に良い結果であった.

今後，わが国でも多彩な機能を搭載したリアルタイムCGMが続々と登場する予定である．1型糖尿病妊婦に対しては，基本的にはリアルタイムCGMを施行し管理しつつ，定期的にデータを"mask"することで，現状のインスリン療法を見直し適正化することが必要であると考える.

文　献

1) Juvenile Diabetes Research Foundation Continuous Glucose Monitoring Study Group *et al*：Continuous glucose monitoring and intensive treatment of type 1 diabetes. *N Engl J Med* **359**：1464-1476, 2008

2) Bode BW *et al*：Continuous glucose monitoring used to adjust diabetes therapy improves glycosylated hemoglobin：a pilot study. *Diabetes Res Clin Pract* **46**：183-190, 1999

3) Kaufman FR *et al*：A pilot study of the continuous glucose monitoring system：clinical decisions and glycemic control after its use in pediatric type 1 diabetic subjects. *Diabetes Care* **24**：2030-2034, 2001

4) Tsujino D *et al*：The relationship between HbA1c values and the occurrence of hypoglycemia as assessed by continuous glucose monitoring in patients with type 1 diabetes. *Diabetol Metab Syndr* **8**：53, 2016

5) Feig DS *et al*：Continuous glucose monitoring in pregnant women with type 1 diabetes（CONCEPTT）：a multicentre international randomised controlled trial. *Lancet*, 2017

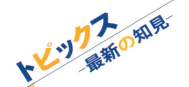

2型糖尿病患者の血糖変動とHbA1cの関連

Hajime M *et al* : Twenty-four-hour variations in blood glucose level in Japanese type 2 diabetes patients based on continuous glucose monitoring. *J Diabetes Investig* 9 : 75-82, 2018

元 舞子，岡田 洋右
産業医科大学医学部第1内科学講座

はじめに

血糖変動の増大は酸化ストレスや炎症を惹起し，糖尿病神経障害，血管内皮機能障害[1]，認知機能障害の発症を引き起こす．Continuous glucose monitoring（CGM）の普及により，近年ではHbA1cのみならず血糖変動をも縮小させる治療が重要であると考えられるようになった．しかし，日常臨床で血糖変動を把握するのは難しく，実臨床ではHbA1cを治療指標として用いることが多い．HbA1cと血糖変動の関係については，これまで治療中の日本人2型糖尿病患者における検討はない．そこで今回，治療中の日本人2型糖尿病患者におけるHbA1c群別の血糖動態をCGMを用いて検討した．

方法

対象は，2010年4月〜2015年4月までの入院下でCGMを施行した2型糖尿病患者294例で，入院時HbA1c値で5群（HbA1c値6.0％以上〜7.0％未満54人、7.0％以上〜8.0％未満64人、8.0％以上〜9.0％未満73人、9.0％以上〜10％未満49人，10.0％以上54人）に分類し，各群でHbA1cとCGMデータの関連を後方視的に検討した．1型糖尿病患者，膵性糖尿病患者，ステロイド糖尿病患者，重症感染症患者，手術前後患者，重篤な外傷のある患者は除外した．データは平均値±標準偏差で示した．統計解析はJMP11.0を用い，有意水準はp＜0.05とした．群間比較の検定ではANOVA検定，カテゴリーデータではχ^2検定を用いた．傾向はTrend検定で評価し，多変量解析はステップワイズ法を用いた．

結果

表❶に示すように，HbA1c≧10.0％の群が若年で，罹病期間は短く，BMI，HOMA-IR，尿中CPRが高値であった．対象者の72％は薬剤投与中であった．

また，表❷，図❶に示すように，CGMにおける平均血糖値，SDはHbA1cが上昇するにつれ有意に上昇した．一方，MAGEは各群で有意差はなかった．最大血糖値，最小血糖値，各食前血糖値，各食後最高血糖値，朝食前から食後の血糖上昇幅，血糖値が180mg/dL超となる曲線下面積（AUC），血糖値が180mg/dL超の割合（％）は，HbA1cが上昇するにつれ上昇した．さらに表❸に示すように，平均血糖値と朝食前血糖値がHbA1cの独立した決定因子であった．

表❶　対象患者の HbA1c 群別の臨床背景

	HbA1c 6～7%	HbA1c 7～8%	HbA1c 8～9%	HbA1c 9～10%	HbA1c≧10%	p 値
患者数（人）	54	64	73	49	54	
年齢（歳）	64.5±14.0	65.9±12.9	61.2±13.6	63.3±11.5	55.0±13.5	<0.01
性別（男/女）	29/25	33/31	47/26	30/19	39/15	0.15
糖尿病罹患歴（年）	12.1±13.5	11.7±11.1	10.4±8.7	12.7±10.1	6.2±7.1	<0.01
BMI（kg/m^2）	25.2±4.8	25.6±5.0	26.5±4.7	24.7±4.3	26.9±4.3	0.03
eGFR（mL/min/1.73 m^2）	62.6±26.2	66.1±22.1	78.4±25.2	74.7±28.0	90.9±28.3	<0.01
HbA1c 平均値（%）	6.6±0.3	7.4±0.3	8.5±0.3	9.5±0.3	11.3±1.2	<0.01
空腹時血糖値（mg/dL）	120.8±21.2	134.4±34.7	150.8±39.1	164.2±36.9	188.6±42.8	<0.01
HOMA-IR	2.3±1.7 (n=31)	2.6±1.9 (n=50)	3.1±2.6 (n=50)	2.4±1.4 (n=35)	3.4±2.7 (n=49)	0.04
尿中 CPR（μg/日）	65.4±53.4	67.8±45.8	81.5±57.8	61.5±44.9	107.0±67.0	<0.01
治療薬なし, 人（%）	27（50）	18（28）	14（19）	8（16）	18（33）	<0.01
SU 薬, 人（%）	5（9）	22（34）	23（32）	18（37）	21（39）	0.01
ビグアナイド薬, 人（%）	4（7）	16（25）	16（22）	15（31）	11（20）	0.05
DPP4 阻害薬, 人（%）	13（24）	27（42）	38（52）	27（55）	17（31）	<0.01
チアゾリジン薬, 人（%）	6（11）	8（13）	7（10）	6（12）	7（13）	0.98
グリニド薬, 人（%）	1（2）	0（0）	0（0）	2（5）	0（0）	0.15
αGI 薬, 人（%）	4（7）	5（8）	10（14）	3（6）	3（6）	0.46
インスリン, 人（%）	13（24）	13（20）	14（19）	9（18）	1（2）	0.02
GLP-1, 人（%）	1（2）	1（2）	2（3）	1（2）	3（6）	0.70

*ANOVA 検定, χ^2 検定
BMI：body mass index, eGFR：推定糸球体濾過量, HOMA-IR：インスリン抵抗性指数, CPR：C ペプチド免疫活性

表❷　対象患者の HbA1c 群別の CGM データ

	HbA1c 6～7%	HbA1c 7～8%	HbA1c 8～9%	HbA1c 9～10%	HbA1c≧10%	p trend*
平均血糖値（mg/dL）	144.2±31.9	156.8±26.3	164.3±32.9	181.3±39.2	210.0±59.6	<0.01
SD（mg/dL）	31.4±13.8	33.7±14.3	36.5±12.1	39.6±15.3	39.7±11.9	<0.01
MAGE（mg/dL）	90.1±25.0	97.3±32.3	98.2±25.0	105.6±26.2	97.9±23.5	0.05
最大血糖値（mg/dL）	222.5±54.8	236.0±53.5	250.4±48.5	267.2±67.9	298.1±66.8	<0.01
最小血糖値（mg/dL）	95.8±23.1	102.4±23.8	103.5±29.7	120.6±37.9	142.5±47.4	<0.01
AUC＞180（mg/dL）	7.3±17.4	9.7±11.6	13.1±17.5	23.2±27.5	44.3±45.7	<0.01
AUC＞180 割合（%）	16.9±19.9	25.6±21.0	32.0±24.8	39.8±27.6	59.8±33.1	<0.01
AOC＜70（mg/dL）	0.03±0.14	0.01±0.04	0.07±0.31	0	0	0.37
AOC＜70 割合（%）	0.35±1.40	0.26±1.18	1.06±4.11	0	0	0.35
食前血糖値（mg/dL）						
朝	124.5±23.5	138.7±27.2	139.2±34.8	160.0±36.7	180.0±50.8	<0.01
昼	130.5±40.4	151.3±37.5	162.2±43.6	174.3±47.7	204.2±75.4	<0.01
夕	126.3±44.2	134.4±26.8	144.3±34.7	157.9±45.4	168.5±60.0	<0.01
食後最高血糖値（mg/dL）						
朝	202.9±44.5	224.5±47.0	227.9±51.2	250.6±62.1	275.6±70.7	<0.01
昼	188.5±58.9	203.5±44.8	215.8±47.1	234.2±64.4	263.1±75.2	<0.01
夕	202.9±48.6	216.8±39.8	227.1±49.6	241.5±64.8	262.0±65.7	<0.01
食後血糖上昇幅（mg/dL）						
朝	78.4±36.7	85.8±42.5	88.7±41.7	90.7±51.2	96.0±48.0	0.03
昼	58.0±40.0	52.1±38.3	53.7±29.2	59.9±44.0	58.9±31.9	0.53
夕	76.7±36.7	82.4±39.6	82.8±41.4	83.6±49.5	93.4±39.8	0.05
食後最高血糖値到達時間（分）						
朝	83.6±33.2	109.9±53.0	117.0±56.2	111.8±47.3	100.4±41.2	0.11
昼	95.1±56.9	86.9±67.1	104.2±65.0	99.5±68.5	78.2±37.8	0.42
夕	98.3±51.7	105.2±44.7	107.7±54.8	95.1±54.2	88.5±34.6	0.10

*Trend 検定　SD：標準偏差, MAGE：平均血糖変動幅, AUC：濃度時間曲線下面積, AOC：濃度時間曲線上面積

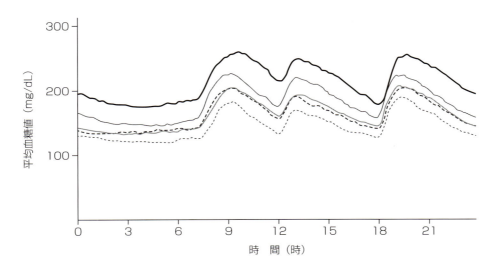

······ : HbA1c 6.0〜6.9%, ---- : 7.0〜7.9%, ── : 8.0〜8.9%,
── : 9.0〜9.9%, ── : ≧10%

図❶　HbA1c群別のCGM

表❸　HbA1cとCGMパラメータの関係

CGMパラメータ	単変量解析 β	95% CI	p値	多変量解析 β	95% CI	p値
切片				7.0	6.1, 8.0	<0.01
平均血糖値	0.02	0.01, 0.02	<0.01	0.02	0.01, 0.03	<0.01
SD	0.03	0.01, 0.04	<0.01			
MAGE	0.01	0, 0.01	0.12			
最大血糖値	0.02	0, 0.01	<0.01			
最小血糖値	0.02	0.02, 0.03	<0.01			
AUC>180 mg/dL	0.03	0.02, 0.03	<0.01			
AUC>180 mg/dL 割合	0.03	0.02, 0.04	<0.01			
AOC<70 mg/dL	−0.74	−1.9, 0.4	0.19			
AOC<70 mg/dL 割合	−0.07	−0.15, 0.02	0.12			
食前血糖値（朝）	0.02	0.01, 0.02	<0.01	0.01	0, 0.01	0.02
食前血糖値（昼）	0.01	0.01, 0.02	<0.01			
食前血糖値（夕）	0.02	0.01, 0.02	<0.01			
食後最高血糖値（朝）	0.01	0, 0.01	<0.01			
食後最高血糖値（昼）	0.01	0, 0.01	<0.01			
食後最高血糖値（夕）	0.01	0, 0.01	<0.01	0	−0.01, 0	0.14

β：回帰係数．各独立変数が従属変数に及ぼす影響の向きと大きさ

考察

　本研究では，HbA1cの上昇とともに平均血糖値，食前血糖値，食後血糖値は上昇を認めた．また，血糖変動を示すSDはHbA1cが高くなるにつれ高値になっていたが，MAGEにはHbA1cとの関連はなく，どの群でも増大していた．MAGEは1SD以上の血糖変動を示す指標であり[2]，高血糖と低血糖の両方が存在すると数値上HbA1c値が良好となることがある．このことが，HbA1c低値群においてもMAGEが増大していた一つの原因と推測された．

　またMonnierらの報告によると，2型糖尿病患者ではHbA1cが上昇するにつれ，朝食前血糖値の上昇，さらに日中の食前血糖値上昇と段階を踏んで

血糖値の増悪を認め，HbA1c の上昇とともに食前血糖値の寄与率が高くなる[3]．本研究において，平均血糖値と朝食前血糖値が HbA1c を決定する因子として抽出された理由と考えられた．

おわりに

MAGE は SD よりも急激で大きな変動を反映することができ，酸化ストレスと密接な関係があるとされている．2 型糖尿病患者において，HbA1c 上昇よりも MAGE 高値のほうが心血管有病と関連あるとの報告[4]や HbA1c を下げ過ぎると心血管イベントの発症が高くなるとの報告[5]もあり，HbA1cのみに注目した治療では限界がある．

実臨床において，HbA1c が低値でも血糖変動に注意し，最大血糖値になり得る食後血糖値を評価しながら低血糖に留意した治療をおこなうことが重要と考える．

文　献

1. Torimoto K, Okada Y, Mori H *et al*：Relationship between fluctuations in glucose levels measured by continuous glucose monitoring and vascular endothelial dysfunction in type2 diabetes mellitus. *Cardiovasc Diabetol* **12**：1, 2013
2. Service FJ, Molmar GD, Rosevear JW *et al*：Mean amplitude of glycemic excursions, a measure of diabetic instability. *Diabetes* **19**：644-655, 1970
3. Monnier L, Lapinski H, Colette C *et al*：Contributions of fasting and postprandial plasma glucose increments to the overall diurnal hyperglycemia of type 2 diabetic patients：variations with increasing levels of HbA（1c）. *Diabetes Care* **26**：881-885, 2003
4. Su G, Mi S, Li Z *et al*：Association of glycemic variability and the presence and severity of coronary artery disease in patients with type 2 diabetes. *Cardiovasc Diabetol* **10**：19, 2011
5. Emerging Risk Factors Collaboration, Di Angelantonio E, Gao P *et al*：Glycated hemoglobin measurement and prediction of cardiovascular disease. *JAMA* **311**：1225-1233, 2014

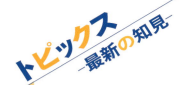

2型糖尿病における食後高血糖と心血管疾患，総死亡との関連

Takao T *et al*: Impact of postprandial hyperglycemia at clinic visits on the incidence of cardiovascular events and all-cause mortality in patients with type 2 diabetes. *J Diabetes Investig* **8**: 600-608, 2017

髙尾 淑子
朝日生命成人病研究所糖尿病代謝科

はじめに

ブドウ糖負荷後高血糖と心血管疾患（CVD）や死亡との関連が報告されている．これはおもに非糖尿病者の疫学研究結果にもとづいており[1)～6)]，レビューやメタアナリシスによって確認されている[7)～13)]．しかし，非糖尿病者の結果をそのまま糖尿病患者にあてはめることはできない．またブドウ糖負荷試験における負荷後血糖値と通常の食事の後の血糖値は同等ではなく，糖尿病患者における食後高血糖と有害事象との関連性を検討した報告は乏しいのが現状である．このような状況下で，多くのガイドラインで示されるように，食後高血糖は糖尿病患者の治療のターゲットと考えられている．しかし一方で急性心筋梗塞後の2型糖尿病患者に対する介入試験において，高齢者での事後解析を除き[14)]，食後高血糖の改善はCVD再発を抑制しなかった[15)]．本研究では実臨床データを用いて，2型糖尿病患者の外来受診時の食後高血糖が平均HbA1c値と独立してCVDおよび総死亡に関連するか否かを評価した．

方法

受診日ごとに血糖値とHbA1c値を測定した．採血時に検査技師が直近の食事摂取時間を聴取し，食事開始から採血までの時間を計算したうえで，15分ごとに分類した．朝食後2時間±15分の血糖値を朝食後2時間血糖値（2-hour post-breakfast blood glucose：2h-PBBG）と定義し，食後高血糖の評価に用いた．

1995～1996年に当院を初診した，受診回数4回以上の2型糖尿病患者は832名であった．そのうち，1年以上通院し，2h-PBBGの測定記録を有する646名を死亡コホート，CVDの既往がなく，CVD発症または打ち切りまでに2h-PBBGの測定記録を有した618名をCVDコホートとした（**図❶**）．両群は2012年6月まで追跡され，追跡不能者には質問票が郵送された．

CVD発症および総死亡をエンドポイントとした．CVDは，致死的，非致死的急性心筋梗塞の発症，冠動脈再建術（バイパス術，血管形成術）の実施，入院を要する脳卒中の発症とした．2h-PBBGの個人内平均値とCVD発症および総死亡との関係をCox比例ハザードモデルにより解析した．すべての解析にはSAS 9.4を用い，両側検定にて$p<0.05$を有意とした．

結果

CVDコホートと死亡コホートのベースライン時の特徴を，おのおの全832名の2型糖尿病患者と比較した（**表❶**）．両コホートと全832名の間に有

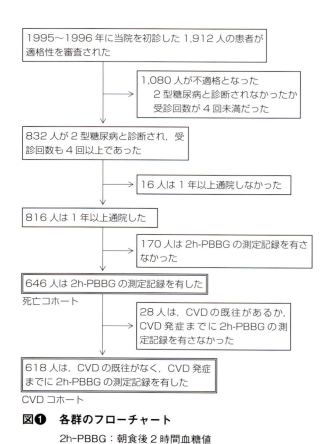

図❶ 各群のフローチャート
2h-PBBG：朝食後2時間血糖値

意差を認めなかった．

追跡期間中，CVDは78名（男性67名，女性11名）に発症し，56名（男性41名，女性15名）の死亡が確認された．最終的な追跡率は73.4%であった．追跡完遂者と非完遂者間では喫煙者の割合にのみ有意差を認めた（追跡完遂者44.9%，非完遂者36.1%，p＝0.043）．追跡期間，2h-PBBGの個人内平均値および2h-PBBGの測定回数の中央値（四分位範囲）は，CVDコホートでは15.6（8.3〜16.4）年，9.93（8.38〜11.88）mmol/Lおよび6（2〜15）回であり，死亡コホートでは15.9（10.9〜16.6）年，9.93（8.41〜11.85）mmol/Lおよび6（2〜16）回であった．

表❷に多変量調整後の2h-PBBGの個人内平均値1 mmol/L上昇によるCVD発症および総死亡に対するハザード比を示す．CVD発症に関し，モデル1では平均2h-PBBGと年齢が，モデル2では平均2h-PBBG，年齢，糖尿病罹病期間，平均総コレステロール（TC）/HDLコレステロール（HDL-C）が，

表❶ ベースライン時の臨床的特徴

	全体 （n＝832）	CVDコホート （n＝618）	p値： CVDコホートvs全体	死亡コホート （n＝646）	p値： 死亡コホートvs全体
男性（%）	684（82.2）	501（81.2）	0.63	524（81.1）	0.59
年齢（歳）	54.5±9.9	54.4±9.9	0.81	54.7±10.0	0.68
糖尿病期間（年）	5.5±6.6	5.5±6.6	0.85	5.7±6.6	0.54
BMI（kg/m²）	23.6±3.4	23.4±3.3	0.35	23.4±3.3	0.35
HbA1c（%）	8.0±1.7	8.1±1.7	0.20	8.1±1.7	0.15
（mmol/mol）	63.8±18.3	65.0±18.8	0.20	65.2±18.8	0.15
収縮期血圧（mmHg）	132.8±20.7	131.4±19.2	0.19	131.8±19.4	0.30
拡張期血圧（mmHg）	77.5±12.5	76.8±11.8	0.29	76.8±11.8	0.30
TC（mmol/L）	5.46±1.00	5.47±0.98	0.80	5.48±0.99	0.62
HDL-C（mmol/L）	1.28±0.34	1.28±0.34	0.79	1.28±0.34	0.93
eGFR（ml/min/1.73 m²）	80.6±19.0	81.1±19.4	0.62	80.9±19.5	0.73
喫煙者	350（42.1）	265（42.9）	0.76	275（42.6）	0.85
アルコール摂取	627（75.5）	469（75.9）	0.85	485（75.1）	0.87
経口血糖降下薬[†]	333（40.0）	251（40.6）	0.82	267（41.3）	0.61
インスリン[‡]	102（12.3）	84（13.6）	0.45	91（14.1）	0.30
降圧薬	174（20.9）	123（19.9）	0.64	140（21.7）	0.72
脂質低下薬	91（10.9）	61（9.9）	0.51	69（10.7）	0.88

人数（%）あるいは平均±SD，[†]経口血糖降下薬およびインスリンの両者を処方されている患者は除く，[‡]経口血糖降下薬およびインスリンの両者を処方されている患者を含む，BMI：body mass index, eGFR：推定糸球体濾過量, HbA1c：グリコヘモグロビン, HDL-C：高比重リポ蛋白質コレステロール, TC：総コレステロール

トピックス −最新の知見−

表❷ CVD 発症および総死亡に対する Cox 回帰分析

	CVD 発症（イベント/患者 78/618）				総死亡（イベント/患者 56/646）			
	モデル 1		モデル 2		モデル 1		モデル 2	
	HR (95% CI)	p 値	HR (95% CI)	p 値	HR (95% CI)	p 値	HR (95% CI)	p 値
平均 2h-PBBG (1 mmol/L)	1.13 (1.04–1.23)	0.004	1.11 (1.02–1.21)	0.013	1.14 (1.04–1.25)	0.007	1.15 (1.05–1.26)	0.003
平均 HbA1c（%）	0.99 (0.72–1.37)	0.95	0.85 (0.61–1.18)	0.33	0.97 (0.65–1.43)	0.81	0.99 (0.65–1.51)	0.98
2h-PBBG 測定回数[†]	0.84 (0.69–1.02)	0.083	0.85 (0.70–1.03)	0.088	0.80 (0.63–1.01)	0.062	0.79 (0.63–1.01)	0.055
年齢（10 歳）	1.74 (1.32–2.28)	<0.0001	1.42 (1.06–1.89)	0.019	3.58 (2.67–4.80)	<0.0001	3.93 (2.79–5.54)	<0.0001
女性/男性	0.61 (0.32–1.19)	0.15	0.66 (0.33–1.33)	0.25	0.94 (0.50–1.76)	0.85	0.91 (0.46–1.79)	0.78
糖尿病罹病期間 (5 年)	—	—	1.32 (1.15–1.53)	<0.0001	—	—	0.94 (0.80–1.11)	0.45
平均 BMI（kg/m²）	—	—	0.94 (0.85–1.03)	0.18	—	—	0.97 (0.87–1.08)	0.60
平均収縮期血圧 (10 mmHg)	—	—	1.15 (0.95–1.40)	0.16	—	—	1.22 (0.97–1.55)	0.091
平均 TC/HDL-C	—	—	1.77 (1.41–2.22)	<0.0001	—	—	0.85 (0.64–1.15)	0.29
喫煙の有無	—	—	0.73 (0.44–1.22)	0.23	—	—	1.28 (0.67–2.46)	0.46

[†] 自然対数へ変換　　2h-PBBG：朝食後 2 時間血糖値, BMI：body mass index, CI：信頼区間, CVD：心血管疾患, HbA1c：グリコヘモグロビン, HR：ハザード比, TC/HDL-C：総コレステロール/高比重リポ蛋白質コレステロール

有意な予測因子であった．総死亡に関してはモデル 1 および 2 において，平均 2h-PBBG と年齢が有意な予測因子であった．年齢で層別解析すると，平均 2h-PBBG と CVD リスクとの関連は 60 歳以上群で，60 歳未満群にくらべてより強かった．

また，2h-PBBG のかわりに朝食後 1 時間−15 分から 2 時間＋15 分までの血糖値（1-2h-PBBG）を用いて解析しても，結果は同様であった．昼食後 1 時間±15 分血糖値（1h-PLBG）や昼食後 2 時間±15 分血糖値（2h-PLBG）では有意な結果は得られなかった．さらに，空腹時血糖値（FBG）について同様の解析をおこなったところ，個人内平均 FBG は CVD 発症の有意な予測因子であったが，総死亡には関連しなかった．

考 察

本研究は 2 型糖尿病患者において，外来受診時の平均 2h-PBBG が平均 HbA1c 値と独立して CVD 発症および総死亡の予測因子となることを示した．モデル 2 では，平均 2h-PBBG の 1 mmol/L 上昇により，CVD 発症リスクは 11%，死亡リスクは 15%上昇した．

Hyperglycemia and Its Effect After Acute Myocardial Infarction on Cardiovascular Outcomes in Patients With Type 2 Diabetes Mellitus (HEART 2D) trial の事後層別解析[14]，Diabetes Intervention Study（DIS）[16] および San Luigi Gonzaga Diabetes Study[17][18] は，本研究結果を支持する．しかし，HEART2D 事後層別解析は年齢 65.7 歳以上の高齢急性心筋梗塞生存者を対象とし，血糖自己測定値を

用いた．DIS は HbA1c 値を評価しなかった．San Luigi Gonzaga Diabetes Study ではクリニックおよび自宅で測定された昼食後 2 時間血糖値が CVD イベントや総死亡を予測すると報告された．その研究対象はイタリア人であり，昼食後が朝食後よりもより食後の状況を反映するとされた．このように食後血糖値は人種・民族による食習慣の違いによっても影響されると思われる．

筆者ら[19)20)] は以前，HbA1c 値の変動が平均 HbA1c 値と独立して，2 型糖尿病患者の CVD 発症や総死亡のリスクになることを報告している．2 型糖尿病患者におけるこれらの有害事象には，short-term の血糖スパイクおよび long-term の血糖変動の両者が影響している可能性がある．

筆者らはまた，さまざまな時間帯の血糖値を解析し，1-2h-PBBG で本研究結果を裏付ける結果を得た．一方，1h-PLBG および 2h-PLBG は関連がなかった．これらの相違に関して，PBBG と PLBG では空腹時間に差があること，また，一部には食事摂取量の変動に起因した可能性が考えられた．さらに，CVD 発症には空腹時および食後高血糖の両者が，総死亡には食後高血糖のみが影響する可能性が示唆された．

本研究の限界として，第一に後ろ向きコホート研究であり，それによるバイアスが存在する．検査方法の変遷，2h-PBBG の測定回数の違いおよび申告による食後経過時間などである．しかし，該当する検査については二重アッセイにより得られた線形回帰方程式を用いて補正した．2h-PBBG の測定回数については，対数変換後に共変量としてモデルへ投入した．食後の経過時間については，臨床検査技師が注意深く確認し，計算した．また時間間隔をかえた解析を追加することにより，本研究結果を補強する結果を得た．第二に，追跡率が比較的低いことがあげられる．しかし追跡完遂者と非完遂者の間でベースライン時の特徴を比較したところ，有意差を認めたのは喫煙者の割合のみであった．第三に，質問票の回答にもとづくイベントを含め，イベント総数が少ないことがあげられる．CVD に関しては診療録の詳細な調査により 65（83.3％）イベントを確認でき，質問票の回答からは 13 イベント（16.7％）のみであった．

おわりに

実臨床下において，外来受診時の平均 2h-PBBG であらわされる食後高血糖は，平均 HbA1c 値と独立して 2 型糖尿病患者の CVD 発症および総死亡と関連する．なお，初診時から 2 年間のデータに限って同解析をおこなった結果も同様であった．前向き介入研究によるエビデンスの集積が待たれる．

文　献

1. de Vegt F, Dekker JM, Ruhé HG et al：Hyperglycaemia is associated with all-cause and cardiovascular mortality in the Hoorn population：the Hoorn Study. *Diabetologia* **42**：926-931, 1999
2. Donahue RP, Abbott RD, Reed DM et al：Postchallenge glucose concentration and coronary heart disease in men of Japanese ancestry：Honolulu Heart Program. *Diabetes* **36**：689-692, 1987
3. Lowe LP, Liu K, Greenland P et al：Diabetes, asymptomatic hyperglycemia, and 22-year mortality in black and white men：the Chicago Heart Association Detection Project in Industry study. *Diabetes Care* **20**：163-169, 1997
4. The DECODE Study Group, the European Diabetes Epidemiology Group：Glucose tolerance and cardiovascular mortality：comparison of fasting and 2-hour diagnostic criteria. *Arch Intern Med* **161**：397-405, 2001
5. Nakagami T；the DECODA Study Group：Hyperglycaemia and mortality from all causes and from cardiovascular disease in five populations of Asian origin. *Diabetologia* **47**：385-394, 2004
6. Meigs JB, Nathan DM, D'Agostino RB Sr et al：Fasting and postchallenge glycemia and cardiovascular disease risk：the Framingham Offspring Study. *Diabetes Care* **25**：1845-1850, 2002
7. Coutinho M, Gerstein HC, Wang Y et al：The relationship between glucose and incident cardiovascular events：a metaregression analysis of published data from 20 studies of 95,783 individuals followed for 12.4 years. *Diabetes Care* **22**：233-240, 1999
8. Balkau B, Shipley M, Jarrett RJ et al：High blood glucose concentration is a risk factor for mortality in

middle-aged nondiabetic men : 20-year follow-up in the Whitehall Study, the Paris Prospective Study, and the Helsinki Policemen Study. *Diabetes Care* **21** : 360-367, 1998

9. Levitan EB, Song Y, Ford ES *et al* : Is nondiabetic hyperglycemia a risk factor for cardiovascular disease? A meta-analysis of prospective studies. *Arch Intern Med* **164** : 2147-2155, 2004

10. Bonora E, Muggeo M : Postprandial blood glucose as a risk factor for cardiovascular disease in type 2 diabetes : the epidemiological evidence. *Diabetologia* **44** : 2107-2114, 2001

11. Heine RJ, Dekker JM : Beyond postprandial hyperglycaemia : metabolic factors associated with cardiovascular disease. *Diabetologia* **45** : 461-475, 2002

12. Ceriello A : Postprandial hyperglycemia and diabetes complications : is it time to treat? *Diabetes* **54** : 1-7, 2005

13. Ceriello A, Hanefeld M, Leiter L *et al* : Postprandial glucose regulation and diabetic complications. *Arch Intern Med* **164** : 2090-2095, 2004

14. Raz I, Ceriello A, Wilson PW *et al* : Post hoc subgroup analysis of the HEART2D trial demonstrates lower cardiovascular risk in older patients targeting postprandial versus fasting/premeal glycemia. *Diabetes Care* **34** : 1511-1513, 2011

15. Raz I, Wilson PW, Strojek K *et al* : Effects of prandial

versus fasting glycemia on cardiovascular outcomes in type 2 diabetes : the HEART2D trial. *Diabetes Care* **32** : 381-386, 2009

16. Hanefeld M, Fischer S, Julius U *et al* : Risk factors for myocardial infarction and death in newly detected NIDDM : the Diabetes Intervention Study, 11-year follow-up. *Diabetologia* **39** : 1577-1583, 1996

17. Cavalot F, Petrelli A, Traversa M *et al* : Postprandial blood glucose is a stronger predictor of cardiovascular events than fasting blood glucose in type 2 diabetes mellitus, particularly in women : Lessons from the San Luigi Gonzaga Diabetes Study. *J Clin Endocrinol Metab* **91** : 813- 819, 2006

18. Cavalot F, Pagliarino A, Valle M *et al* : Postprandial blood glucose predicts cardiovascular events and all-cause mortality in type 2 diabetes in a 14-year follow-up : Lessons from the San Luigi Gonzaga Diabetes Study. *Diabetes Care* **34** : 2237-2243, 2011

19. Takao T, Matsuyama Y, Yanagisawa H *et al* : Association between HbA1c variability and mortality in patients with type 2 diabetes. *J Diabetes Complications* **28** : 494-499, 2014

20. Takao T, Matsuyama Y, Suka M *et al* : The combined effect of visit-to-visit variability in HbA1c and systolic blood pressure on the incidence of cardiovascular events in patients with type 2 diabetes. *BMJ Open Diabetes Res Care* **3** : e000129, 2015

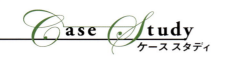

FreestyleリブレProを用いてDPP-4阻害薬にミチグリニド/ボグリボース配合錠を併用し，著効を確認し得た外来2型糖尿病の2例

1 いのくち医院内科，2 いとう内科クリニック，3 田中内科クリニック，4 久留米内科医会
猪口哲彰[1,4]，伊藤久生[2,4]，田中弘吉[3,4]

はじめに

近年，糖尿病患者の血糖コントロールは，HbA1cの低下に加え，血糖日内変動幅の平坦化が重要とされている[1]．血糖変動を把握するための持続測定器として，2016年にFlash Glucose MonitoringであるFreestyleリブレPro（リブレPro）が承認された．リブレProは血糖自己測定による補正が不要で，最長2週間の測定ができ，日常生活における血糖の推移を患者負担なく測定可能である．今回筆者らは外来患者に対して，DPP-4阻害薬（DPP4i）にミチグリニド/ボグリボース配合錠（M/V）を併用し，日内変動に対する有用性をリブレProを用いて確認したため報告する．

症例

【症例1】80歳男性
【現病歴】罹病期間20年，グリメピリド（GP）とDPP4iを併用中に低血糖があり治療中断．体調が悪く，1年ぶりに受診，来院時にHbA1c 11.0％と増悪，リナグリプチン5mgのみを投与して経過をみたが，HbA1c 8.9％で，それ以上の改善はなかった．
【既往歴】非活動性C型慢性肝炎
【家族歴】特筆すべき事項なし
【所見と経過】体重55kg，BMI 22kg/m^2，降圧利尿剤で血圧128/72mmHg，微量アルブミン尿はなく，血清Cr 1.23mg/dL，eGFR 42.7mL/min/1.73m^2 と，高血圧性腎機能低下を認めた．AST 20U/L，ALT 17U/L，食前CPR 2.98ng/mL（CPRindex1.8），糖尿病合併症なし．HbA1cが低下しないためリブレProを取り付け，以前グリニド薬の投与で効果不十分であったことから，M/Vを食事療法遵守を指導する目的も含めて追加投与した．結果は，全く下がらなかった昼食後高血糖が3日目には低下しはじめ，9日目には朝食後も劇的に血糖が改善した（図❶，表❶の症例1）．HbA1c値も，投与前の8.6％が，投与1ヵ月目7.4％，2ヵ月目6.8％，3ヵ月目6.3％と低下し，体重も55～57kgと増加はなかった．

【症例2】68歳男性
【現病歴】罹病期間10年，GP 1mgでHbA1c 8.3％と効果不十分でアナグリプチン200mgを追加，7.3％にまで低下したが，低血糖発作があり，GPを中止．HbA1cは7.7％まで上昇した．
【既往歴】前立腺癌治癒
【家族歴】特筆すべき事項なし
【所見と経過】体重60kg，BMI 23kg/m^2，Ca拮抗剤で血圧118/62mmHg，顕性蛋白尿あり，血清Cr 1.10mg/dL，eGFR 50.4mL/min/1.73m^2，肝機能正常，食後CPR 9.91ng/mL，糖尿病腎症以外の糖尿病合併症なし．HbA1cが低下しないためリブレProを取り付け，症例1と同様の理由でM/Vを追加投与した．結果は，不規則な食生活も改善傾向を認め，投与3日目に血糖が低下しはじめ，9日目には劇的に改善した（図❷，表❶の症例2）．HbA1cも7.7％が，投与1ヵ月目6.8％，2ヵ月目6.3％，3ヵ月目5.7％と著明に低下した．体重は58kg～60kgを推移した．

考察

インクレチン製剤であるDPP4iは食後過血糖を改善する薬剤として上梓されたところであるが，食前血糖降下作用もあり，発売以降急速に普及し，現在，糖尿病治療薬の70％を占めるようになってきた．とくに本稿の例のように，高齢で非肥満例に高い有効性が認められるといわれている[2]．もっとも，単剤では血糖コントロールが不十分な例も数多く経験するところであり，食後過血糖が改善して

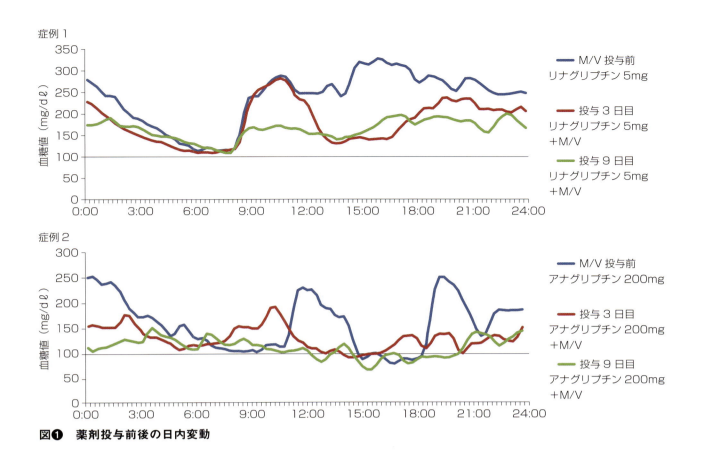

図❶ 薬剤投与前後の日内変動

表❶ 2症例のリブレProデータの変化

症例1	投与前	投与3日目	投与9日目
平均血糖（mg/dL）	237	181	164
MAGE*（mg/dL）	187	136	53
最大血糖（mg/dL）	329	282	201
最小血糖（mg/dL）	114	109	109
症例2	投与前	投与3日	投与9日目
平均血糖（mg/dL）	158	130	112
MAGE*（mg/dL）	143	64	40
最大血糖（mg/dL）	254	193	154
最小血糖（mg/dL）	79	92	67

*mean amplitude of glycemic excursions

いない場合には，低血糖を引き起こすことが少なく，日内変動を改善させ得る薬剤が第一選択となる．M/Vの場合，その成分の一つであるαグルコシダーゼ阻害薬がインクレチン分泌を促進し得ること[3]，もう一方の成分であるグリニド薬はDPP4iに相乗効果を期待できること[4]から，DPP4iとは相性の良い薬剤である．また今回は入院とは異なり厳格な管理下にはおけない外来クリニックのデータではあるが，このような環境でもM/Vの効能を十分に証

明し得た．なかでも軽度の腎機能低下例ではとくに安全に使用できる組み合わせであると考えられる．

一方，リブレ Pro は外来における血糖日内変動を視覚的に把握できるツールであり，M/V の特性をリアルタイムに証明し得，今後薬剤選択のうえでも有益性を発揮可能な血糖測定法の一つである．

まとめ

DPP4i で食後過血糖が改善しない例には，M/V 併用は著効することを報告した．

利益相反（Conflict of Interest）
とくになし

文　献

1) Glucose tolerance and mortality : comparison of WHO and American Diabetes Association diagnostic criteria. The DECODE study group. European Diabetes Epidemiology Group. Diabetes Epidemiology : Collaborative analysis Of Diagnostic criteria in Europe. *Lancet* **354** : 617-621, 1999

2) Aso Y *et al* : Serum level of soluble CD26/dipeptidyl peptidase-4 (DPP-4) predicts the response to sitagliptin, a DPP-4 inhibitor, in patients with type 2 diabetes controlled inadequately by metformin and/or sulfonylurea. *Transl Res* **159** : 25-31, 2012

3) Moritoh Y *et al* : Combination treatment with alogriptin and voglibose increases active GLP-1 circulation, prevents the development of diabetes and preseves pancreatic be-ta-cells in prediabetes db/db mice. *Diabetes Obes Metab* **12** : 224-233, 2010

4) 生島一真ら：ミチグリニドと DPP-4 阻害薬シタグリプチンの併用効果. 新薬と臨牀 **60** : 881-896, 2011

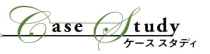

インスリングラルギン,リラグルチド,ルセオグリフロジンで加療中に,ミチグリニド/ボグリボース配合錠の追加が血糖変動の改善に有用であった2型糖尿病の1例

1 広島赤十字・原爆病院 内分泌・代謝内科,2 独立行政法人 国立病院機構 東広島医療センター 内分泌・糖尿病内科,
3 広島赤十字・原爆病院 臨床研修部,4 JA 広島総合病院 糖尿病代謝内科,5 広島赤十字・原爆病院 看護部,
6 広島赤十字・原爆病院 検査部

亀井 望[1],岸本瑠衣[2],向井桜子[3],濱岡 彩[4],児玉尭也[1],稲垣早織[1],茅原久枝[5],花田純子[6],宮原弥恵[1]

はじめに

ミチグリニド/ボグリボース配合錠は,2型糖尿病患者の血糖変動改善に優れた効果を発揮する薬剤で,メトホルミンや DPP-4 阻害薬,SGLT2 阻害薬に追加投与しても食後高血糖を抑制することが CGM で観察されている[1)〜3)].持効型インスリン,GLP-1 受容体作動薬,SGLT2 阻害薬を使用してもなお血糖コントロールが不良であった患者にミチグリニド/ボグリボース配合錠を追加して,血糖変動の比較をおこなったので報告する.

症 例

【症 例】72歳男性
【現病歴】42歳で糖尿病を指摘され,近医で内服薬による加療を受けていたが,数年前よりインスリン療法が開始された.その後,血糖コントロールが改善したとのことでインスリンは中止されたが,再び血糖コントロールが悪化し,当院受診1年前にインスリン療法を再開.体重は1年間で10kg増加した.治療方針の見直しのために当院を紹介され受診となった.
【既往歴】特記事項なし
【家族歴】糖尿病の家族歴なし
【所 見】身長167cm,体重96.7kg,BMI 34.7kg/m²,HbA1c 8.8%.糖尿病性末梢神経障害,腎症3期を認め,eGFR 33mL/min と低下していた.
　空腹時 C-peptide 3.18ng/mL,C-peptide index(CPI)1.76,尿中 C-peptide 99μg/日と内因性インスリン分泌は保たれていたが,食事(朝食)負荷試験(2時間)で血糖値171mg/dL→298mg/dL に対し,C-peptide 4.04ng/mL→5.55ng/mL と,食後のインスリン追加分泌は空腹時の分泌にくらべ少なかった.

【経 過】初診時,「超速効型インスリンリスプロ+中間型インスリンリスプロ25」朝12単位,夕12単位,インスリングラルギン 夕12単位,ボグリボース 0.3mg 3錠で加療中であった.2週間の入院加療によりインスリングラルギン 12単位,リラグルチド 0.9mg,ルセオグリフロジン 2.5mg,ボグリボース 0.3mg 3錠に変更,入院中の血糖コントロールは著明に改善した.退院後は再び近医にて加療を継続した.
　退院3ヵ月後に当院で再診した際には,体重91kgと減量していたが,食事療法が遵守できず,腰を痛めたために運動もできなかったとのことで,HbA1c 8.9%と不良であった.退院5ヵ月後に近医でボグリボースが中止され,7ヵ月後に当院に受診した際には HbA1c 9.3%と悪化していた.
　そこで,当院外来にてフリースタイルリブレ Pro を用いた Flash Glucose Monitoring(FGM)をおこない,追加薬剤(ミチグリニド/ボグリボース配合錠)の有無による血糖変動の比較評価を患者に提案した.最初の1週間はインスリングラルギン 12単位,リラグルチド 0.9mg,ルセオグリフロジン 2.5mg のみとし,つぎの1週間はミチグリニド/ボグリボース配合錠を毎食前に追加投与した.
　FGM 評価に伴い,患者が急に食事療法を遵守するようになったため,薬物療法に変化のない最初の1週間でも HbA1c から予想される結果に対して良好な血糖変動であった(図❶a).検査後半の一週間は予定通りミチグリニド/ボグリボース配合錠の毎食直前内服を追加した(図❶b).追加内服開始日の深夜に冷麺の大盛りを食べたとのことで,2日目早朝に血糖上昇を認めたが,それ以外は良好な血糖推移であり,ミチグリニド/ボグリボース配合

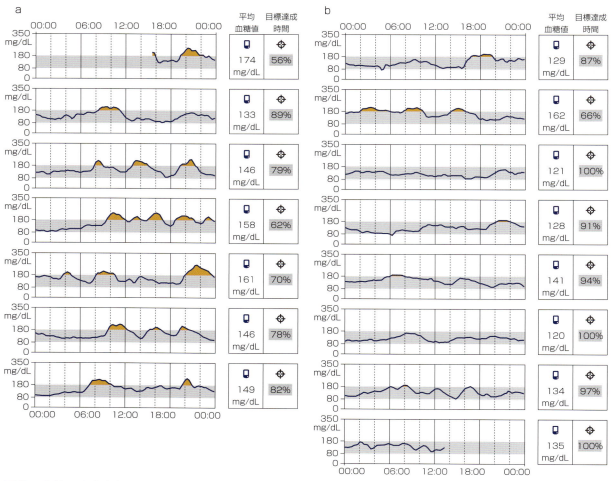

図❶　血糖日内変動結果
a）インスリングラルギン，リラグルチド，ルセオグリフロジン
b）上記に加えてミチグリニド／ボグリボース配合錠

錠を内服しない場合とくらべ食後の血糖上昇が抑制され，血糖変動の改善を認めた．それぞれの期間の Ambulatory Glucose Profile（AGP）[4]においても，ミチグリニド／ボグリボース配合錠による食後高血糖の改善が確認され，朝・夕食後のピークが前に移動（AM10:00 頃→AM9:00 頃，PM9:00 頃→8:00 頃），90％線が180mg/dL 未満を達成し，低血糖をきたしていなかった（図❷）．FGMの結果により，患者および近医もミチグリニド／ボグリボース配合錠の効果を実感し，内服継続を希望した．この検査をきっかけに患者が食事療法を改善させたこともあり，退院10ヵ月後にはHbA1cは7.7％まで改善，12ヵ月後もHbA1c 7.8％と維持されている．

治療戦略

2型糖尿病治療は食事療法と運動療法が基本であるが，それらを遵守できない患者も多い．本症例も，糖尿病治療入院中にジュースを飲み，間食をするなど，なかなか食事療法が遵守できず，近医での外来インスリン療法により体重増加をきたしていた．30年の病歴による合併症（腎機能低下）があり，使用できない薬剤も多かったが，内因性インスリン分泌は保たれていたため，GLP-1受容体作動薬リラグルチドとSGLT2阻害薬ルセオグリフロジンを追加し，使用インスリン量を減量することができた．

本症例のように，持効型インスリン，GLP-1受容体作動薬，SGLT2阻害薬という3種類もの薬剤による高価で強力な治療に加え，3食直前の内服薬の追加は，患者にも糖尿病を専門としない一般医にも受け入れられにくい．しかし，本症例はすでに腎症が進行しており，合併症を食い止めるためにも，高齢者糖尿病の血糖コントロール目標のカテゴリーI，インスリンありのHbA1c 7.5％未満を目標とした[5]．そして，実際にこれだけ多くの強力な糖尿病治療薬にミチグリニド／ボグリボース配合錠を上乗せして効果を発揮するのかどうかを確認するために，FGMを施行した．

フリースタイルリブレProは，これまでのContinuous Glucose Monitoring（CGM）よりも長時間（2週間）の記録が可能であり，1週間ずつの期間に分けてAGPを

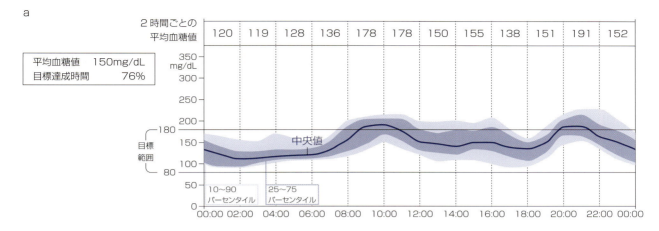
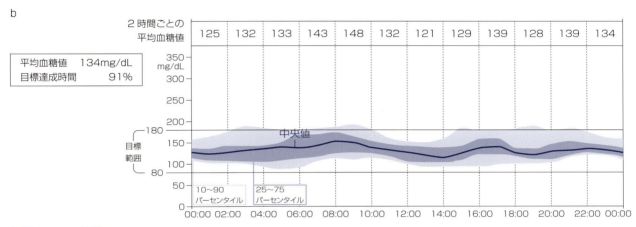

図❷ AGP 結果
a) インスリングラルギン，リラグルチド，ルセオグリフロジン
b) 上記に加えてミチグリニド / ボグリボース配合錠

解析できるため，今回のように薬剤の有無による血糖変動の違いを短期間で比較することも可能である．実際に装着してみると，血糖値が持続計測されているということが患者に対して食事療法を遵守する意欲を生み，FGM データを自分で確認することが，その後の血糖コントロールの改善につながった．また，ミチグリニド/ボグリボース配合錠の内服により食後血糖の上昇が抑えられることが明確に示されたため，その後の服薬アドヒアランスの向上につながったと思われる．

本症例のようにインスリン基礎分泌は保たれるものの食後の追加分泌がやや低く，食後高血糖になっている 2 型糖尿病症例では，持効型インスリン，GLP-1 受容体作動薬，SGLT2 阻害薬という強力な治療に上乗せしてもなお，ミチグリニド/ボグリボース配合錠の食後高血糖の改善効果を認めた．本症例のインスリン追加分泌低下という病態に対し，ミチグリニドのインスリン初期分泌改善作用とボグリボース併用によるインスリン節約作用により，食後過血糖が改善され，血糖値のピークが前に移動し，低血糖を認めなかった．

高齢者糖尿病の治療においてはポリファーマシーの問題や低血糖リスクの回避などに十分留意する必要があるが，本症例においては FGM 中にも低血糖は認めず，その後もとくに問題はない．

おわりに

インスリングラルギンとリラグルチドを使った BPT 療法に，SGLT2 阻害薬ルセオグリフロジンを追加した強力な治療でも食後高血糖がコントロールできない 2 型糖尿病患者に対し，ミチグリニド/ボグリボース配合錠の追加が血糖変動を改善した．

謝　辞

本論文の作成にあたり，ご協力いただいた広島赤十字・原爆病院事務部の光田愛，川西季実子両氏に謝意を表します．

利益相反（Conflict of Interest）について
　講演料：アステラス製薬，MSD，小野薬品工業，キッ

セイ薬品，協和発酵，興和薬品，サノフィ，第一三共製薬，大正富山医薬品，大日本住友製薬，武田薬品工業，田辺三菱製薬，テルモ，日本イーライリリー，日本ベーリンガーインゲルハイム，ノバルティスファーマ，ノボノルディスクファーマ

文　献

1）久能芙美, 岡田洋右, 鳥本桂一ほか：ビルダグリプチンとミチグリニド/ボグリボース配合錠の併用による食後の血糖改善効果をCGMにより確認した一例. *Calm* **3**：18-19, 2016

2）岡田博史, 田畑華子, 門野真由子ほか：レパグリニドとミチグリニド/ボグリボース配合錠における血糖日内変動の比較. *Calm* **3**：78-79, 2016

3）丸田千尋, 渡邊侑衣, 森豊ほか：カネグリフロジン, メトホルミン投与後にミチグリニド/ボグリボース配合剤を併用し, ほぼ平坦な血糖変動に至った一例. *Calm* **3**：82-86, 2016

4）Bergenstal RM *et al*：Recommendations for standardizing glucose reporting and analysis to optimize clinical decision making in diabetes：the ambulatory glucose profile. *J Diabetes Technol* **7**：562-578, 2013

5）糖尿病治療ガイド 2016-2017. 日本糖尿病学会編・著, 文光堂, 東京, 2016, p.98

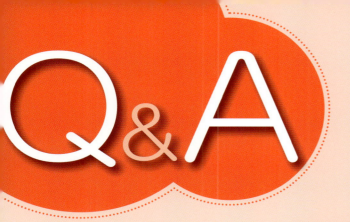

第 5 回

大阪市立大学大学院医学研究科発達小児医学
西川 直子，川村 智行

Q ▶ GIとカーボカウントについて教えてください
No.08

食品の食後血糖上昇の度合いを示す GI は炭水化物の質の指標となる．カーボカウントとは食品中の炭水化物の摂取量を調整し良好な血糖コントロールの実現につなげる食事計画法である．食後血糖上昇の抑制は良好な血糖コントロールの実現，動脈硬化，細小血管・大血管合併症の予防や治療に重要である．GI とカーボカウントを用いた炭水化物の質と量を意識した食事療法により，食後血糖が安定し，良好な血糖コントロールの実現につながることが期待される．

はじめに

　糖尿病の治療目標は，血糖値を適正範囲に保ち，合併症の発症と進展を予防・抑制し，健康寿命を延長することである．とりわけ糖尿病患者の食事療法は糖尿病治療の基本である．わが国では食品交換表を用いた栄養学が発展しているが，近年では和食以外の食事の普及，外食・中食の増加，生活リズムの多様化により，食品交換表のみの食事療法では適応が困難な症例もある．また食後血糖の急上昇，その後の急下降といった血糖値の変動（グルコーススパイク）が酸化ストレスの増大や血管内皮機能の不全を引き起こすことが報告され[1]，食後高血糖の是正は，動脈硬化や細小血管・大血管合併症の予防や治療の点でも重要である．

　食品は，炭水化物，蛋白質，脂肪，ビタミン，ミネラルや水分を含む．食事の栄養素の割合により食後血糖値やインスリン必要量が異なることが報告され，なかでも炭水化物が血糖値を最も素早く最も大きく上昇させる栄養素であり，食後高血糖と強く関連している．

　炭水化物の質の指標となるのがグリセミックインデックス（glycemic index：GI）であり，摂取した炭水化物量に着目した食事計画法がカーボカウントである．

　炭水化物には，エネルギーになる糖質とエネルギーにならない食物繊維が含まれる（図❶）．血糖上昇に寄与する主体は糖質であり，以後，本稿では糖質と食物繊維を区別して記載する．

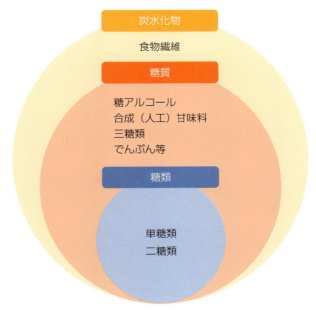

図❶　炭水化物の分類

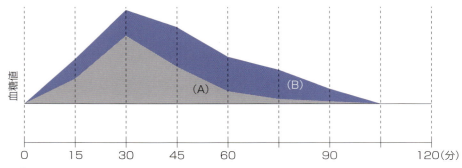

図❷ GI値の算定方法

GI値＝対象食品摂取時の血糖上昇曲線下面積（A）÷ブドウ糖または精白パン摂取時の血糖上昇曲線下面積×100（B）
空腹時血糖を0として0, 15, 30, 45, 60, 90, 120分値を測定し，各ブロックごとに面積を計算し合算する．

表❶　おもな食品のGI値

食　品	GI値	食　品	GI値
ブドウ糖	100	マッシュポテト	90
はちみつ	90	ベークドポテト	95
果糖（フルクトース）	20	ボイルドポテト	70
ショ糖（スクロース）	75	バナナ	62±9
白米ご飯	70	オレンジ	40±3
玄米ごはん	50	レーズン	64±11
もち	80	緑黄色野菜	<15
スパゲッティー	50±8	きのこ	<15
全粒粉スパゲッティー	42±4	海藻	<15

（文献1, 4より引用）

GIとは

　GIは糖質を含む食品の食後血糖上昇の度合いを示す指標である．ブドウ糖または精白パン摂取後2時間の血糖上昇曲線下面積（the incremental area under the curve：IAUC）を100％とし，同量の食品の摂取後2時間の血糖上昇面積を％で示す（**図❷**）．Jenkinsら[2]は，1980年代初期に健常者を対象に50gのブドウ糖に相当する量の食品摂取2時間後の血糖変動を観察し，食品により食後血糖の上昇は異なることを報告するとともに，GIという概念をはじめて用いて51種類の食品と血糖の関係を指数化した．現在では750種類以上の食品に対してGI国際表が作成されている[3]．

GIを用いた食事療法

　低GI食品の代表は，デンプン含有率の低いパスタ，粘度の高い可溶性繊維の高い穀物，消化に時間を要する高アミロースな豆類やパーボイルド米である（**表❶**）[1)4)]．実際に使用する場合は，GIのみでは食べる量が反映されないため，GIに摂取糖質量を乗じたグリセミックロード（Glycemic Load：GL）を用いて評価する．GLはGI÷100×（一食分の炭水化物量g）で算出される．GIが低くても摂取量が多ければGLは高くなり，食後血糖上昇は上がるため，食品を比較するときは摂取量を含めた評価をする必要がある．低GI食は血糖変動を小さくしてインスリン分泌を抑えることにより，インス

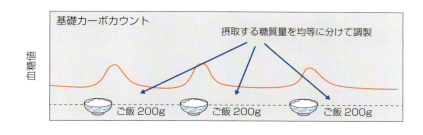
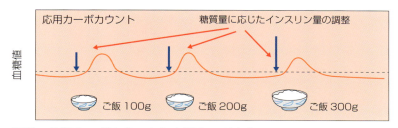

図❸　基礎カーボカウントと応用カーボカウント

リンの感受性を上昇させること，HbA1cを減少させ，新規発症の2型糖尿病に薬剤を導入するのと同等の効果を有すること，高GI食と比較して低血糖エピソードを減少し，血糖コントロールを改善することが報告されている[5]．もっとも，通常の食事は食品一種類ではなく混合食であり，食品の形態や調理内容などGIに影響する因子が多いためにGI値は変動を余儀なくされることや，臨床的有効性が示されたGIやGLの明確な数値がないことから，数値を臨床的に応用するのは困難である．したがって，GIやGLの細かな数値は気にせずに，高GI食品か低GI食品かの大まかな分類とGIに影響を与える因子を，食事療法に活用することが実際的である．たとえば，高GI食品は低GI食品に置換すること，低血糖の時は高GI食品を選ぶことである．また，脂肪，蛋白質や食物繊維は胃の通過時間を延長させるために一緒に摂取する方法や先に野菜や主菜を食べるなどの工夫，咀嚼回数を増やしてゆっくり時間をかけて食べる工夫により食品のGI値は低下することは，実践しやすい情報である．

カーボカウントとは

　カーボカウントは食事中の糖質量を把握して糖尿病治療に役立てる方法を指し，基礎カーボカウントと応用カーボカウントから構成される．基礎カーボカウントとは，カーボカウントの原則を理解して適切なエネルギー量から適切な糖質量を算出し，ほぼ均等に分配して規則正しい食事間隔で摂取することである．それにより食後の血糖変動を少なくすることができる．一方，応用カーボカウントは，食事に含まれる糖質量を把握し，それに合わせてインスリンを調節する方法である（図❸）．

　1990年代前半，1型糖尿病患者への強化インスリン療法が糖尿病合併症を予防・遅延させることを示した大規模臨床研究『糖尿病のコントロールと合併症に関する臨床試験（DCCT）』[6]において，食事療法の一つにカーボカウントが使用され，食品選択の柔軟性や食後血糖上昇における利点が大きく注目されるようになった．2002年に英国の多施設無作為化比較試験であるDAFNE研究[7]において，1型糖尿病患者にカーボカウントを教えたところ，HbA1c値が改善し，治療満足度や幸福感が高まったことが示された．

　そして超速効型インスリンアナログが生産されるようになったことやインスリンポンプの発展により，カーボカウントは有用性が高まり，一般に普及

表❷　食品交換表で糖質を多く含む食品

食品交換表	糖質を多く含む食品
表1	穀物 いも 炭水化物の多い野菜と種実 大豆を除く豆
表2	くだもの
表4	牛乳と乳製品（チーズを除く）
調味料	みそ，みりん，砂糖，はちみつなど
アルコール飲料	醸造酒，糖添加酒
し好飲料	砂糖，ブドウ糖を多く含む飲料
菓子類	

した．わが国では2017年4月に日本糖尿病学会より『カーボカウントの手びき』，『医療者のためのカーボカウント指導テキスト』が発行された．

カーボカウントの適応や導入

　糖尿病患者は，食品交換表にもとづいた適切な一日エネルギー量やバランスの良い栄養構成の知識を習得した後，基礎カーボカウントへと進むのが望ましい．インスリン強化療法をおこなう糖尿病患者に応用カーボカウントを導入することは有用である．1型糖尿病患者では，基礎カーボカウント，応用カーボカウントを同時に開始する場合もある．

　下記の説明において，①～③が基礎カーボカウント，④が応用カーボカウントである．

①糖質を多く含む食物を把握する．

　食品交換表（**表❷**）では，表1，表2，表4，調味料，に分類された食品が糖質を多く含む．

②一日に必要な糖質量を推算する

　一日の指示エネルギーから適切な糖質量を算出する．

③糖質量の計算方法を知る．

　以下，ⅰ）～ⅲ）のような方法がある．

　ⅰ）「食品交換表」を使用する計算方法

　　各表における1単位（＝80キロカロリー）あたりの平均炭水化物量（g）を用いて，表ごとの炭水化物量を算出し，合計を一食分の炭水化物量とする．

　ⅱ）栄養成分表示を使用する方法

　　販売される容器包装に入れられた加工食品や添加物を利用する場合，外装に表示されている栄養成分表示を参考にできる．

　ⅲ）主食と副食を用いた簡易計算法で糖質量を計算する方法

　　栄養バランスに配慮したメニューでは，糖質は「食品交換表」の表1の食品，つまり主食である米飯，パン，麺類からおよそ7～8割を摂取することになる．簡易計算式では米飯の重量の約40％，パンの重量の約50％，麺類の重量の約20％が糖質量，副食（主食以外の食事）の糖質量は約20gと見積もる[8]．

④応用カーボカウントの導入

　追加インスリンは，a）糖質用インスリンとb）補正用インスリンの2つにわけて考えると使用しやすい．

　a）糖質用インスリン

　　摂取する糖質を処理するインスリンのこと．糖質用インスリンの単位数は糖質／インスリン比（g／単位）を用いて計算する．糖質／インスリン比は10g程度であることが多いが，患者ごとに個別に設定する必要がある．

　　糖質用インスリン（単位）＝食事中の糖質量（g）÷（糖質／インスリン比）

　b）補正用インスリン

　　その時点での血糖を目標血糖へと補正するためのインスリンである．1単位のインスリンで低下する血糖値を示すインスリン効果値を用い，以下のように計算する．インスリン効果値は50mg/dL程度であることが多いが，やはり患者ごとに設定する必要がある．

　　補正用インスリン（単位）＝（現時点での血糖－目標血糖）/インスリン効果値

　食事前のインスリンは，糖質用インスリンと補

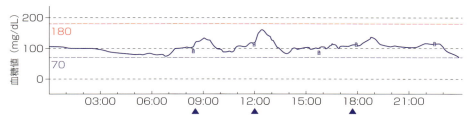

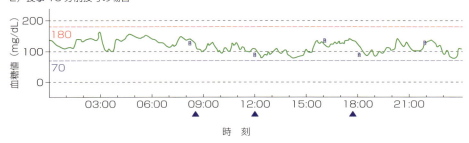

図❹ 超速効型インスリン製剤の投与タイミングをかえた場合の食後血糖変動の変化
1) は食直前投与の場合，2) は食事15分前投与の場合，の血糖変動である．
2) の場合のほうが食後の血糖上昇は抑制されている．▲は食事をあらわす．

正用インスリンを合計した単位数を投与する．

GIとカーボカウントの併用

2型糖尿病患者や過体重・肥満の患者では，基礎カーボカウントで糖質摂取量を均一とし，かつGIの概念を用いることがグルコーススパイクの抑制に効果的であると考えられる．1型糖尿病患者は応用カーボカウントの良い適応であるが，超速効型インスリン製剤の食直前注射ではグルコーススパイクを抑制できない場合も多い．GIの概念を取り入れることや，食事数分〜数十分前の超速効型インスリン製剤投与でグルコーススパイクの抑制が可能である．当院に通院歴のある1型糖尿病患者で食事内容は同様として超速効型インスリン製剤の投与タイミングを食直前と食事15分前とした場合のCGMを用いた血糖変動を**図❹**に示す．食事15分前投与のほうが食後血糖の上昇が抑制されているのがわかる．

近年，CGMやFGMの普及により食後血糖のトレンドを容易に知ることが把握できるようになっ

た．今後は食後高血糖に対する積極的な介入が課題となることが予想され，GIとカーボカウントの併用の有用性が評価される可能性があると考える．

おわりに

1型糖尿病患者にとってカーボカウントは標準的な食事療法となってきた．一方，2型糖尿病患者にとっては，食事療法は基本であるものの，患者の生活スタイル等を考慮する必要から，画一的にはいかない部分も多く，今後カーボカウントがどのように定着していくか課題である．GIには，臨床的有効性が証明されたGI値がなく，漠然とした指標という印象があるが，GIの概念やGIに影響を与える因子を念頭に置きつつ食事方法の指導や食品選択，調理方法を工夫することは理解しやすく，実践しやすい．今後いかにGIを普及させていくか，検討の余地がある．炭水化物の量に着目したカーボカウントと炭水化物の質の違いによる血糖上昇の影響を考慮したGIの概念は，併用することで相乗効果が期待できる．

文　献

1) Ceriello A, Esposito K, Piconi L *et al*：Oscillating glucose is more deleterious to endothelial function and oxidative stress than mean glucose in normal and type 2 diabetic patients. *Dianetes* **57**：1349-1354, 2008

2) Jenkins DJ, Wolever TM, Taylor RH *et al*：Glycemic index of foods：a physiological basis for carbohydrate exchange. *Am J Clin Nutr* **34**：362-366, 1981

3) Foster-Powell K, Holt SH, Brand-Miller JC：International table of glycemic index and glycemic load values：2002. *Am J Clin Nutr* **76**：5-56, 2002

4) 糖尿病の最新食事療法のなぜに答える　基礎編. 臨床栄養別冊 栄養指導・管理のためのスキルアップシリーズ vol.7, 本田佳子ら編, 医歯薬出版, 2017, pp.60-64

5) Thomas D, Elliott EJ：Low glycaemic index, or low glycaemic load, diets for diabetes mellitus. *Cochrane Database Syst Rev*：CD006296, 2009

6) Anderson EJ, Richardson M, Castle G *et al*：Nutrition interventions for intensive therapy in the Diabetes Control and Complications Trial. The DCTT Research Group. *J Am Diet Assoc* **93**：768-772, 1993

7) DAFNE study group：Training in flexible, intensive insulin management to enable dietary freedom in people with Type 1 diabetes：dose adjustment for normal eating（DAFNE）randomized controlled trial. *BMJ* **325**：746, 2002

8) 黒田暁生, 丸山千寿子, 松久宗英：第7版食品交換表に基づいた炭水化物50〜60％での主食以外の炭水化物含有量. 糖尿病 **57**：921-922, 2014

本連載では質問案を随時受付けております。専門の先生に聞いてみたい質問があれば、編集部（calm-atgv@sentan.com）までメールにてお寄せください。

待望の！日本ヘリコバクター学会ガイドライン

2016改訂版

H. pylori 感染の診断と治療のガイドライン

改訂版ついに刊行

編集：日本ヘリコバクター学会
　　　ガイドライン作成委員会
定価：（本体1,500円＋税）
判型/頁数：A4判/68頁
ISBN：978-4-86550-196-4

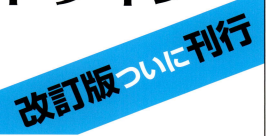

H. pylori 除菌の「適応」「診断」「治療」から「胃癌予防」の提言まで

日本ヘリコバクター学会は2000年に初の"H. pylori 感染の診断と治療のガイドライン"を発表，以降，2003年と2009年の2回の改訂を経て，世界に先駆け"H. pylori 感染症"の疾患概念を確立．適切な除菌治療の普及に寄与してきた．2013年 H. pylori 感染胃炎への保険適用拡大により国民の全感染者が保険で除菌治療を受けることが可能となり，最新のエビデンスにもとづき2016年改訂版を発表．「適応」「診断」「治療」の大幅改訂に加え，近年明らかにされつつある H. pylori 感染と胃癌の関連をふまえ，これからわが国において H. pylori 撲滅によって胃癌予防に結び付けるための「提言」の項目が設けられている．H. pylori 除菌にかかわる臨床医はもちろん，わが国の医療行政に携わる関係者にも必携のガイドライン．

CONTENTS
Ⅰ 適応　/　Ⅱ 診断法
Ⅲ 治療　/　提言　胃癌予防

株式会社　**先端医学社**

〒103-0007 東京都中央区日本橋浜町2-17-8 浜町平和ビル
TEL 03-3667-5656（代）/FAX 03-3667-5657
http://www.sentan.com

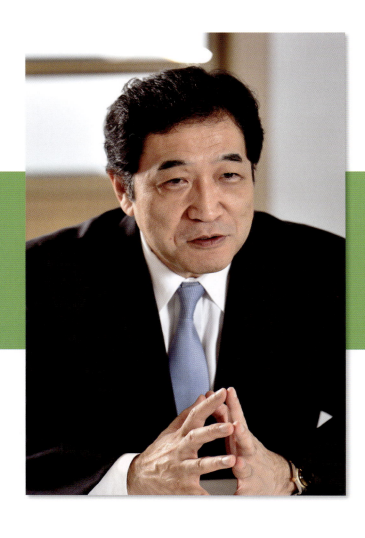

産業医科大学医学部
第1内科学講座 准教授
岡田 洋右 先生

Calm 対談　第8回
Approach to Glycemic Variations

「糖尿病の発症・進展における ホルモンの関与と血糖値の変動」

岡田 本日は稲垣暢也先生にご出席いただき，糖尿病の発症・進展におけるホルモンの関与と血糖値の変動について，ご解説いただきます．

1. 血糖値の変動〜インスリン
1-1　インスリンの初期分泌低下
稲垣 まず，糖尿病の発症に至るまでの血糖変動を内分泌的な観点からお話しします．

図❶は，青線が糖尿病を発症した人，緑線が糖尿病を発症しなかった人の，空腹時血糖値と糖負荷後2時間血糖値の変動を示しています[1]．糖尿病を発症した人では，まず糖負荷後の2時間血糖値が上昇をはじめ，それから4年程後に空腹時血糖値が上昇しはじめている点にご注目ください．これは

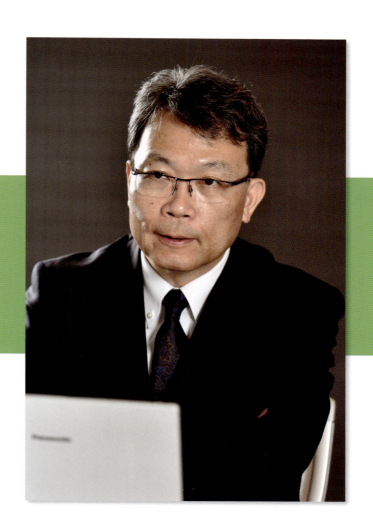

京都大学大学院医学研究科
糖尿病・内分泌・栄養内科学 教授
稲垣 暢也 先生

75g経口ブドウ糖負荷試験（OGTT）の結果ですが，一般的にも，やはり食後の血糖値からまず上昇をはじめる傾向にあるといえます．

つづいて，インスリンの分泌能力と感受性の関係を示します（図❷）[2]．たとえば肥満によりインスリン感受性が悪化すると，それを補うようにインスリン分泌能力が上昇し，血糖値が一定内に維持されます．糖尿病を発症しない人では，インスリンの分泌能力と感受性はこのライン上で均衡を維持していますが，糖尿病を発症する人では両者の均衡が破綻し，このライン上から脱落します．なお，その際はやはりインスリンの分泌がとくに落ちはじめている点がポイントです．

図❸は，OGTTの2時間血糖値を横軸に，空腹時血糖値を縦軸に配し，2時間血糖値とインスリン初期分泌能との相関，ならびに空腹時血糖値とインスリンの分泌能および抵抗性との相関を示しています．すなわち，2時間血糖値の上昇は，基本的にインスリン初期分泌能の低下と相関し，日本人糖尿病患者の大体7〜8割もこのパターンを辿りながら発症することが知られています．とりわけ日本人は欧米人にくらべてインスリン分泌能力が低く，Insulinogenic Indexでみたインスリンの初期分泌能は，健常人でもすでに欧米人とくらべて著しく不良であり，糖尿病発症に対するインスリン初期分泌能低下の寄与は大きいといえます．

1-2 インスリン分泌低下の機序

岡田 では，インスリンの分泌能が低下する原因についてはどうお考えでしょうか？

対 談
糖尿病の発症・進展におけるホルモンの関与と血糖値の変動

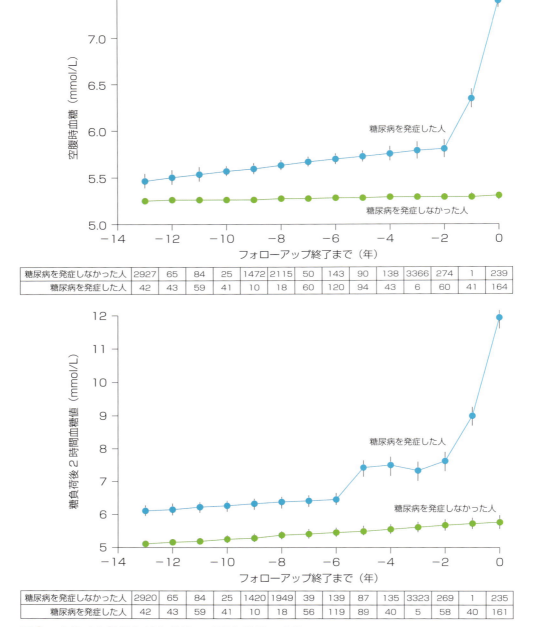

図❶ 空腹時血糖値と糖負荷後2時間血糖値の変動

(Tabák AG et al, 2009[1] より引用)

稲垣 健常人，境界型，2型糖尿病患者における血漿グルコース濃度とインスリン分泌との関係をみると，2型糖尿病患者ではβ細胞のグルコース感受性が低下していることがわかります（図❹)[3].

では，なぜ2型糖尿病患者で低下するのか，ということですが，この点はまず，障害されているのがグルコースに対する感受性のみなのかを考える必要があります．

1970年代の報告によると，インスリン分泌を刺激するアルギニンを2型糖尿病患者と健常人にそれぞれ静脈注射したところ，2型糖尿病患者でもインスリンが分泌されたのに対し，グルコースを静脈

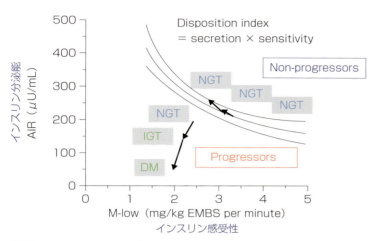

図❷ インスリンの分泌能力と感受性の関係
M-low：130μU/mLの時のGIRをlean body massで補正
（Weyer C et al, 1999[2]）より引用）

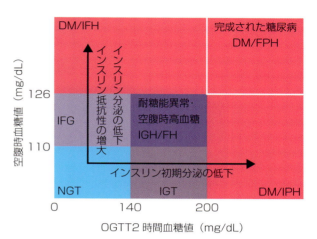

図❸ OGTT2時間血糖値と空腹時血糖値の関係
（福島光夫ら）

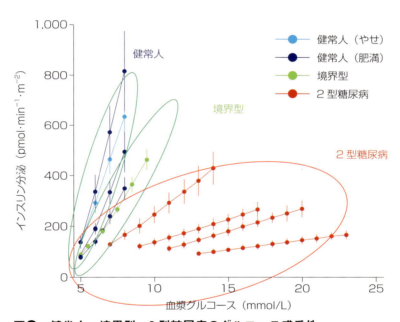

図❹ 健常人，境界型，2型糖尿病のグルコース感受性
2型糖尿病ではβ細胞のグルコース感受性が低下している
（Ferrannini E et al, 2005[3]）より引用）

注射した場合には2型糖尿病患者ではインスリンはさほど分泌されなかったことから[4]，2型糖尿病患者でもインスリン分泌能自体は保持されており，β細胞のグルコース感受性はグルコースに特異的に障害されているといえます．

つぎにβ細胞のグルコース感受性低下のメカニズムをみます（図❺）．健常人におけるインスリン分泌の機序として，血糖値が上昇するとβ細胞で解糖系やTCAサイクルなどを経てグルコースが代謝され，ATPが産生されます．そしてATPはATP感受性カリウム（K_{ATP}）チャネルを閉鎖し，β細胞の細胞膜に脱分極を起こします．すると電位依存性Caチャネル（VDCC）が開き，流入したCaによってインスリン分泌顆粒が開口放出されます．この一

対談
糖尿病の発症・進展におけるホルモンの関与と血糖値の変動

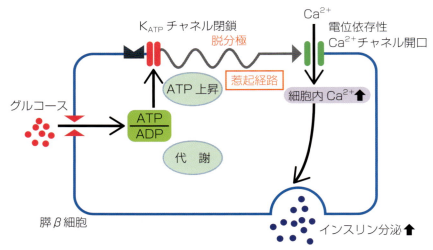

図❺　健常人のインスリン分泌機構

連の経路を惹起経路といい，2型糖尿病患者においては，やはりこの経路が障害されたためと考えています．

事実，健常人と2型糖尿病患者の膵島を用いてインスリン分泌とATP含量をみても，健常人にくらべて2型糖尿病患者ではグルコースに対するインスリン分泌反応が著しく障害されており，ATP含量も，上昇している健常人に対して2型糖尿病患者では低下していました[5]．

もっとも，糖尿病患者のグルコース代謝が実際にどのように障害されているのかは，残念ながら明確にはわかっておらず，今後の課題です．

2. 血糖値の変動〜その他のホルモンの影響

岡田　インスリン分泌能の低下は，β細胞におけるグルコース感受性の低下以外で何か要因はあるのでしょうか？たとえばグルカゴンやインクレチンなどのホルモンは，どう関係しているのでしょうか？

2-1　グルカゴン

稲垣　グルカゴンは，インスリンとともに血糖値を一定に保つ作用をするホルモンで，インスリンとは反対に血糖値が低下して糖を必要とするようになった際に肝細胞に作用し，グリコーゲンの分解を促進します．通常は空腹時，とくに夜間の絶食時に血中濃度が上昇し，糖新生をおこなうことで夜間から朝方にかけて血糖値を維持し，脳に安定的に糖を供給しています．しかし2型糖尿病患者では，夜間の血糖値が高いにもかかわらず，グルカゴン濃度が上昇したまま高止まりしていたり，食後に血糖値が上がった状況でもグルカゴン濃度が下がらず，むしろ上昇に転じたりする場合もあるなど，パラドキシカルな反応を示すこともあり，グルカゴンの分泌能の障害が想定されます．

そこで，実際に2型糖尿病に至るまでのどの段階で障害されるかについてですが，糖尿病発症前の早期の段階ですでに障害されているのではないかとの報告があります[6]．つまり，境界型の状態でインスリンの分泌障害があるのと同様，グルカゴンの反応にも障害があることになります．

岡田　比較的早い段階からグルカゴンに関しても悪影響があるのですね．

稲垣　はい．ただ，グルカゴンが分泌される膵臓の

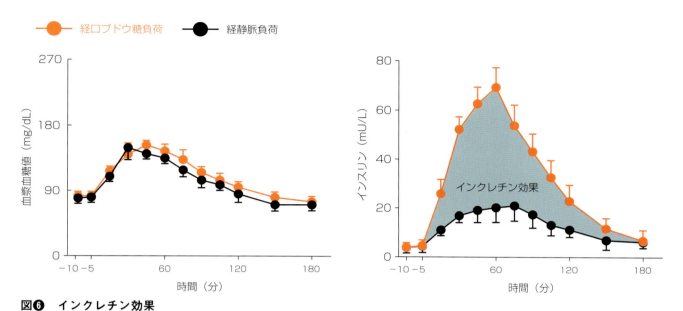

図❻　インクレチン効果
経口グルコース負荷に対するインスリン分泌反応の半分あまりを担っている．

(Nauck M et al, 1986[7] より引用)

α細胞に特異的に障害が起きているのかどうかは十分にはわかっていません．インスリンがグルカゴン分泌を抑制する強力な因子であるため，グルカゴンの分泌異常はインスリンの分泌障害に副次的に起こっているのではないかと推測しています．

岡田　これまでインスリンメインで病態を捉えてきましたが，最近，グルカゴンについて多くのことが報告されるようになり，驚くことが非常に多いといえますね．

2-2　インクレチン

稲垣　つぎに，インクレチンが食後血糖の制御にどの程度関与しているのか，お話しします．

インクレチンは，食事の摂取により消化管から分泌され，膵臓からのインスリン分泌を促進する消化管ホルモンで，現在，小腸上部から分泌されるGIP（glucose-dependent insulinotropic polypeptide）と，小腸下部から分泌されるGLP-1（glucagon-like peptide-1）の2つが知られています．

まず，グルコースの経口投与と静脈投与の場合の血中インスリン濃度の比較をみます（**図❻**）[7]．インスリン分泌量は経口投与の場合のほうがはるかに多いことがみてとれますが，じつは投与しているグルコース量が大きく異なります．

最初にOGTTを実施し，血糖値が上昇します．つぎに血糖値の上昇がOGTTの場合と同じ曲線を描くように，グルコースを静脈投与していき，そのときのインスリン分泌をみているのです．経口投与したグルコース量のほうが静脈投与の場合より多く，口からは，多くのグルコースを投与してもインスリンがより多く分泌されるため，血糖値は維持されるという見方ができます．

これは，インクレチンが作用しているためです．ご飯をたくさん食べても，健康な人ではインクレチンが分泌されるためにインスリンの分泌量も増え，血糖値が大きく上昇することはありません．つまり，インクレチンにはインスリン分泌のキャパシティを大きく拡大させる効果があり，それがインクレチンの重要な役割だといえます．

では，インクレチンが食後高血糖の制御において

対談
糖尿病の発症・進展におけるホルモンの関与と血糖値の変動

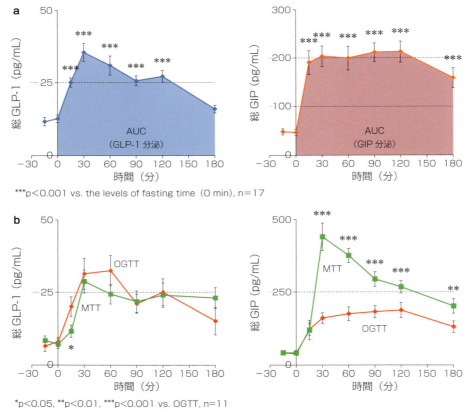

図❼ 日本人正常耐糖能者における GLP-1 と GIP の分泌の相違
a) OGTT における総 GLP-1 と総 GIP の濃度と曲線下面積（AUC）
b) OGTT と MTT における総 GLP-1 と総 GIP 濃度

（Yamane S et al, 2012[9]）より引用）

どれだけ重要だといえるでしょうか．そこで，野生型マウス，GIP受容体の単独欠損マウス，GLP-1受容体の単独欠損マウス，両方が欠損したマウスで，OGTTをおこない血糖値とインスリン分泌の関係をみたところ，GIP受容体とGLP-1受容体のどちらか一方を欠損したマウスでもインスリンの初期分泌は障害され，双方を欠損させたマウスでは有意に障害されることが示されました[8]．やはりインクレチンがインスリンの初期分泌にとって重要であることは間違いないといえます．

かつて筆者らは日本人健常者でOGTTをおこない血中のGLP-1とGIPの濃度を測定しました．GIPは非常に早い段階から上昇し，OGTT 10分でピークに達した一方，GLP-1は下部小腸から分泌されるためかGIPにくらべて反応が遅く，ピークに達するまで30分程かかり，両者には動態に相違がみられます．またGIPとGLP-1の分泌の曲線下面積をみると，インスリンの初期分泌能力と正相関していました（図❼a)[9]．

つづいて，先ほどのOGTTを実施した人に食事負荷試験（MTT）をした際の分泌の推移をみると，とくにMTT 30分値では，GIP分泌が著しく多く（図❼b)[9]．やはりインクレチンとしてGIPは，インスリンの初期分泌能力に非常に重要な役割を果たしていることがうかがえます．

この点，GIPも早い段階から分泌あるいは反応性が低下し，糖尿病発症の原因となるのか，疑問が浮かぶところですが，健常者，境界型，2型糖尿病

のいずれでも血中GIP濃度はほぼ一定であることがわかっていますので，少なくともGIPの分泌低下でインスリンの初期分泌能が落ちるということは考えにくいと思っています．

以上，2型糖尿病においては，まずβ細胞のグルコース感受性が低下してインスリン初期分泌が低下する点が最も重要ですが，いまだにはっきりとはわかっていないところでもあると思います．

岡田 糖尿病が悪化する経過を，インスリン，それに伴うグルカゴン，インクレチンの作用と関連させてお話しいただきました．では，血糖コントロールが悪化した状態が継続することの悪影響について，補足することがありますか．

稲垣 糖尿病を放置すると高血糖状態が継続するわけですから，当然，さまざまな合併症が進行しますが，この点，2型糖尿病患者ではβ細胞のアポトーシスが増えているという報告があります[10]．

剖検例ですが，日本でも糖尿病患者ではβ細胞数がおよそ半分くらいにまで減少するといったデータがあります[11]．その点を考慮すると，高血糖状態が継続してβ細胞が減少することで，インスリンの初期分泌能が低下し，さらに進行するとインスリンの絶対的な分泌量が減ってくるといえそうです．

3. 高齢者糖尿病

岡田 2016年に日本老年医学会と日本糖尿病学会が合同で，高齢者糖尿病の血糖コントロール目標を発表しました[12]．注目すべきは，血糖値の下限が設定された点です．これまで合併症抑制にはHbA1c値の厳格なコントロールが重要だとのエビデンスがありましたが，最近の大規模試験の結果をみる限り，低血糖への配慮がきわめて重要であり，とくに高齢者では一層の注意が必要です．そこで先生には，低血糖を含め，高齢の糖尿病患者に特有の問題につきお話しいただきたいと思います．

稲垣 『高齢者糖尿病診療ガイドライン2017』には，高齢者糖尿病では食後高血糖をきたしやすいことが明記されています．エビデンスとして，高血糖全体に対する，食後高血糖と空腹時血糖の寄与について検討した報告があげられており[13]，それをみても，高齢者ではとくに高血糖全体に対する食後高血糖の寄与率が高いことがわかっています．

糖尿病の初期段階ではインスリンの初期分泌能が低下するといいましたが，さらに，年齢とともにインスリン分泌能が落ちてくるのもよく知られた事実です．UKPDSの前向き研究をみても，β細胞の機能が発症前から年々落ちているという報告がありました[14]．

その他，食習慣の変化の影響も見過ごせません．高齢になると，どうしても簡単なものをさっと食べて済ませてしまうことが多く，食物繊維の摂取量が

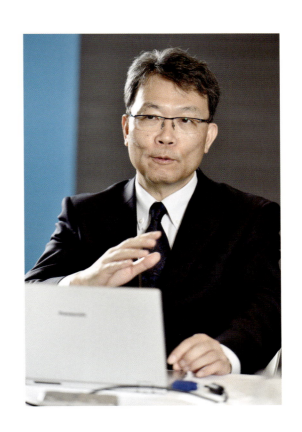

対談
糖尿病の発症・進展におけるホルモンの関与と血糖値の変動

減り，炭水化物の比重が高くなりがちです．

岡田　高齢者では，実際にどの程度の血糖コントロールをする必要があるとお考えでしょうか．

稲垣　わが国でも高齢者の糖尿病患者は非常に増加していますが，一般に糖尿病発症後，細小血管障害の発症に至るまでにはある程度の時間を要するため，高齢者では若年者ほどに厳格なコントロールをおこなう必要はないのではないかとの考え方もあります．一方，心血管イベントの発症は糖尿病の比較的早期の段階，たとえば境界型の段階から増加しはじめるという報告もあります[15)16)]．そういった点から，高齢者で，とくに比較的早く起こり得る心血管イベントをどう考えるかは，重要なポイントだといえます．

『高齢者糖尿病診療ガイドライン2017』には，「とくに前期高齢者の追跡調査で，高血糖（HbA1c 7.0％以上）と糖尿病罹病期間が全心血管イベントと心血管死亡の危険因子であり，全心血管イベントのリスクは2.2倍である[17)]」との記述があり，少なくとも前期高齢者では，高血糖であると心血管イベントが増加するとのデータが出ています．また同じ研究で，前期高齢者においても，発症後6年以上と未満，HbA1c値が7％以上と未満での，冠動脈疾患による致死と全イベントの発症をみると，やはり発症後6年未満で発症期間が短くても，HbA1c値が高いと冠動脈疾患による致死やイベント数は増えています[17)]．

岡田　65〜75歳の前期高齢者は，現在の日本人糖尿病患者のなかの中心の年代ですよね．

稲垣　はい．やはり前期高齢者65〜74歳の年齢であっても，きちんと血糖コントロールするということが心血管イベントを抑制するという意味では非常に重要だと思われます．

岡田　先ほど食事の話がありましたが，高齢者は，どうしても食が細くなりがちです．それに伴い筋肉量の減少，サルコペニアの問題がこれまで以上に，健康寿命の観点からも重要になってくると思います．その点を踏まえ，高齢の患者さんについて，とくに一般の先生方に気を付けていただきたい点などがあれば，ご指摘ください．

稲垣　高齢者への対応を，前期高齢者と後期高齢者で，ある程度，分ける必要があると思います．65歳までの非高齢者の糖尿病治療はメタボリックシンドロームの予防が重要で，食事に関しても，肥満をきたさない，あるいは肥満があれば体重を減らす方向で指導するということです．

一方，患者が75歳以上であれば，老年症候群をきたさない，あるいはサルコペニアを起こさせない治療が必要です．たとえば，食事を過度に制限するあまり患者がやせてしまうようであれば，かえってマイナスです．

そして，65〜74歳の前期高齢者です．この年代

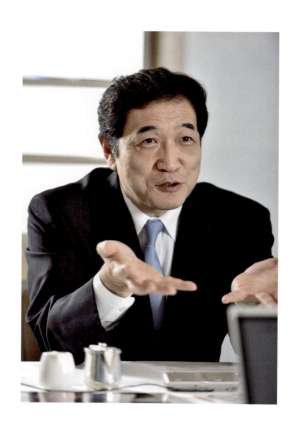

の患者さんは非常に個人差が大きく，たとえば，メタボリックシンドロームがあっても，元気で食欲旺盛な患者さんであれば，高齢者というより65歳以下の非高齢者と同じような治療をしていく必要があると考えますが，一方でフレイルがある，あるいは今後フレイルをきたす可能性の高い患者さんあれば，たとえば，肥満だと思っていても，よく調べてみるとサルコペニア肥満だったというようなこともあるため，むやみに体重を減らすように指導するのではなく，食事の際にタンパク質を多めに摂取してもらう，あるいは併せて運動もしっかりおこなってもらうというような，サルコペニア予防，老年症候群予防の観点での治療が重要です．もっとも，難しいのは，高齢患者さんのなかには食が細くなるあまり，肉など一切受け付けなくなっている人もいることです．そういった患者さんにもっと肉を食べるようにと指導したところで，無理があります．

少なくとも，フレイルがある患者さんや今後，老年症候群をきたし得るリスクの高い患者さんには，できる限り，それを予防することが必要ですが，一方で血糖コントロールを無視して好きなだけ食べても良いというわけではありません．やはり高血糖をきたすと，それはまたフレイルや老年症候群，あるいは認知症などを起こすリスクも高まります．そういった点を考慮した結果が2016年の「高齢者糖尿病の血糖コントロール目標」だと思っています．

岡田　そうですね．もちろん，この数値以下を目指しつつ，一方で低血糖も起こさないように注意してください，という目安ですから，必要なエネルギーはきちんと摂取するという指導も必要です．

稲垣　「高齢者糖尿病の血糖コントロール目標」といったものが出されると，高齢者の血糖コントロールが多少，緩くなってしまうかもしれません．もっとも，少しでも治療が緩くなると，血糖値が一気に

上昇したりすることもあり，現実にはなかなか難しいものがあります．

岡田　同感です．主治医が患者さんごとに許容範囲を定め，そのなかで何とか患者さんが幸せな生活を送れるように，患者さんに寄り添った治療をしていただくのが良いかと思います．

4. 大規模臨床試験 J-DOIT3 の概要

岡田　2017年の欧州糖尿病学会でJ-DOIT3の結果が発表されました．そこで，試験の概要[18]を説明します．

大血管症のハイリスク2型糖尿病症例2,542例が登録され，平均8.5年間の長期の介入期間中に，強化療法群では血糖・血圧・脂質に対して多因子介入をおこない，より厳格な目標（HbA1c＜6.2％，血圧120/75mmHg未満，LDL-C＜80mg/dL〔冠動脈疾患の既往がない場合〕）の達成に向け，強化治療がおこなわれました．一方，従来治療群においては現行のガイドラインに沿った治療がおこなわれました（目標：HbA1c＜6.9％，血圧130/80mmHg未満，LDL-C＜120mg/dL）．

解析結果として，血糖・血圧・脂質について，厳格な目標に向けた統合的な治療をおこなう強化療法群で，主要評価項目（心筋梗塞・冠動脈血行再建術・脳卒中・脳血管血行再建術・死亡）は19％抑制され（p＝0.094），危険因子で補正するとリスク減少は24％（p＝0.042）となったほか，事後解析により脳血管イベントについては58％と大幅に抑制できることが明らかになりました（p＝0.002）．

また安全性については，浮腫と重篤でない低血糖を除き，両群間で有害事象の頻度に違いはありませんでした．

この結果は，厳格かつ統合的な治療で，2型糖尿

対談
糖尿病の発症・進展におけるホルモンの関与と血糖値の変動

病の合併症をより抑えられることを示唆しています．国内外の糖尿病関連ガイドライン等で治療の目標値が定められていますが，J-DOIT3の結果を受け，より厳格な治療を目指す方向に変更される可能性があります．

　本試験は，糖尿病治療で血糖・血圧・脂質をしっかり下げるメリットを，はじめて日本人におけるデータで証明しました．またベースラインの患者背景として，両群ともに年齢は60歳少し前で，現在，糖尿病患者のなかで多くの比重を占める前期高齢者とも重なっています．今回の結果を受け，いかがお考えでしょうか？

稲垣　まずJ-DOIT3のような試験が日本でおこなわれ，きちんと結果が出たことが素晴らしいと思います．強化療法群だけでなく，従来療法群の血糖コントロールも良好で，従来療法群においても心血管イベントは非常に少なく，そもそも有意差が出にくい状況であったと思いますが，それはつまり日本の糖尿病専門医が良好な血糖コントロールをおこなっていることの裏返しともいえ，その点がまず非常に大きな驚きです．

　さらに，喫煙習慣などの危険因子で補正すると主要評価項目でも有意にリスクの減少が認められたとことで，厳格な血糖コントロールの重要性をあらためて認知させたのに加え，強化療法群では目標血圧が120/75mmHg未満で，厳格にコントロールされ，脳血管イベントリスクの低下にも寄与していたように思います．

　高齢者の血圧については，どの程度まで下げたらいいのか，先生方も日々迷いながら日常診療をおこなっていることと思いますが，強化療法群で脳血管イベントが58％も減少したのは印象的です．やはり血圧も非常に重要な因子だと思いますし，糖尿病合併患者さんの血圧コントロールをどの程度やるかとの観点でも大変興味深いと思いました．本試験は血糖と血圧を同時にコントロールしているため単純

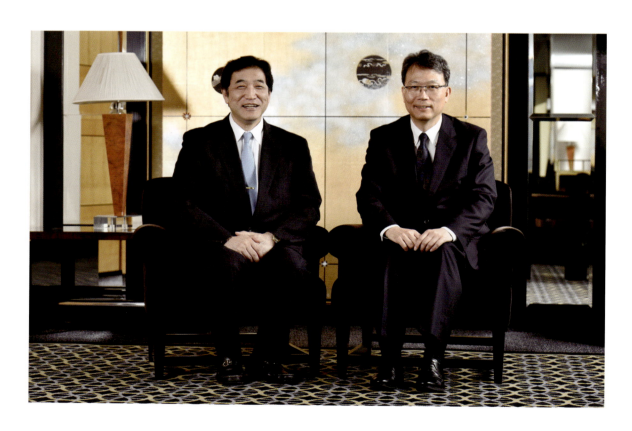

ではなく，その点のさらなる解析を期待しています．

岡田 確かに，私も高齢糖尿病患者さんの血圧を大幅に下げることには危惧するところがありますが，今回の試験結果をみると，副作用が出ない限り，比較的大きく下げても良い，という方向に進むかもしれません．この点は引き続き議論していただき，今後メッセージを発して欲しいと思います．

　本日は，稲垣先生をお招きして，血糖変動とホルモンの関与について，基礎的メカニズムを含めて，ご解説いただきました．実地臨床でのCGMも含めて血糖変動についてもっと勉強し，患者さんに還元していきたいと思っています．どうもありがとうございました．

文　献

1) Tabák AG *et al*：Trajectories of glycaemia, insulin sensitivity, and insulin secretion before diagnosis of type 2 diabetes：an analysis from the Whitehall Ⅱ study. *Lancet* **373**：2215-2221, 2009

2) Weyer C *et al*：The natural history of insulin secretory dysfunction and insulin resistance in the pathogenesis of type 2 diabetes mellitus. *J Clin Invest* **104**：787-794, 1999

3) Ferrannini E *et al*：beta-Cell function in subjects spanning the range from normal glucose tolerance to overt diabetes：a new analysis. *J Clin Endocrinol Metab* **90**：493-500, 2005

4) Palmer JP *et al*：Arginine-stimulated acute phase of insulin and glucagon secretion in diabetic subjects. *J Clin Invest* **58**：565-570, 1976

5) Anello M *et al*：Functional and morphological alterations of mitochondria in pancreatic beta cells from type 2 diabetic patients. *Diabetologia* **48**：282-289, 2005

6) Ahrén B：Beta- and alpha-cell dysfunction in subjects developing impaired glucose tolerance：outcome of a 12-year prospective study in postmenopausal Caucasian women. *Diabetes* **58**：726-731, 2009

7) Nauck M *et al*：Reduced incretin effect in type 2 (non-insulin-dependent) diabetes. *Diabetologia* **29**：46-52, 1986

8) Hansotia T *et al*：Double incretin receptor knockout (DIRKO) mice reveal an essential role for the enteroinsular axis in transducing the glucoregulatory actions of DPP-Ⅳ inhibitors. *Diabetes* **53**：1326-1335, 2004

9) Yamane S *et al*：Effects of glucose and meal ingestion on incretin secretion in Japanese subjects with normal glucose tolerance. *J Diabetes Investig* **3**：80-85, 2012

10) Butler AE *et al*：Beta-cell deficit and increased beta-cell apoptosis in humans with type 2 diabetes. *Diabetes* **52**：102-110, 2003

11) Sakuraba H *et al*：Reduced beta-cell mass and expression of oxidative stress-related DNA damage in the islet of Japanese Type Ⅱ diabetic patients. *Diabetologia* **45**：85-96, 2002

12) 糖尿病治療ガイド2016-2017. 日本糖尿病学会編·著, 2016

13) Munshi MN *et al*：Contributions of basal and prandial hyperglycemia to total hyperglycemia in older and younger adults with type 2 diabetes mellitus. *J Am Geriatr Soc* **61**：535-541, 2013

14) U. K. Prospective Diabetes Study Group：U. K. Prospective Diabetes Study 16. Overview of 6 years' therapy of type Ⅱ diabetes：a

対 談
糖尿病の発症・進展におけるホルモンの関与と血糖値の変動

progressive disease. *Diabetes* **44** : 1249-1258, 1995

15) The DECODE Study Group : Glucose tolerance and mortality : comparison of WHO and American Diabetes Association diagnostic criteria. *Lancet* **354** : 617-621, 1999

16) Tominaga M *et al* : Impaired glucose tolerance is a risk factor for cardiovascular disease, but not impaired fasting glucose. The Funagata Diabetes Study. *Diabetes Care* **22** : 920-924, 1999

17) Kuusisto J *et al* : NIDDM and its metabolic control predict coronary heart disease in elderly subjects. *Diabetes* **43** : 960-967, 1994

18) Ueki K *et al* : Effect of an intensified multifactorial intervention on cardiovascular outcomes and mortality in type 2 diabetes (J-DOIT3) : an open-label, randomised controlled trial. *Lancet Diabetes Endocrinol* **5** : 951-964, 2017

投稿規定

『Calm～Approach to Glycemic Variations～』では，読者に広く開かれた雑誌として，血糖変動に注目した症例研究（Case Study）の投稿を募集します．投稿に際しては，以下についてご了承ください．

対 象
■血糖の日内変動に注目した症例研究とする
■他誌に発表済みおよび投稿中の原稿は受け付けない

執筆規定
■原稿量は 400 字詰原稿用紙 5～6 枚（図表 1 点 1 枚換算）を目安とする
■図表等を他文献から引用する場合には，あらかじめ著作権者の許諾を得る．その際は，出典（著者名，書籍名，発行年，ページ，発行所）を明記する

投稿の際の注意
■患者のプライバシーには最大限配慮し，患者が特定されないように留意する．患者個人の特定が可能な情報があれば，削除する
■投稿時から過去 1 年以内での，発表内容に関係する企業，組織，団体との利益相反（COI）の有無について，論文末尾，あるいは引用文献の前に記載する
■1 月号での掲載を希望する場合には前年の 10 月下旬までを，7 月号での掲載を希望する場合には 3 月下旬までを目途に投稿する

掲 載
■掲載は「Calm」編集委員会の査読を経て決定する．編集方針に従い，原稿の加筆，修正，削除を依頼する場合がある
■本誌連載の「Case Study」に，原則見開き 2 ページ（最大 4 ページ），カラーにて掲載する

校 正
■著者による校正は原則 1 回とする
■共著者がいる場合はあらかじめ校正者を指定する．指定がない場合は筆頭著者を校正者とする

投稿料
■有料とする

その他
■本誌掲載の著作物の複写・転載に関する許諾権は，株式会社先端医学社が保有する
■本誌発刊後，著者および共著者に 1 部ずつ贈呈する
■別刷は，希望により 30 部まで無料配付する．30 部を超える分については有料にて受け付ける

投稿は，弊社までご郵送いただくか，下記アドレスまでメールにてお送りください．
〒 103-0007 東京都中央区日本橋浜町 2-17-8 浜町平和ビル 2F
株式会社 先端医学社「Calm」編集部　E-mail：calm-atgv@sentan.com

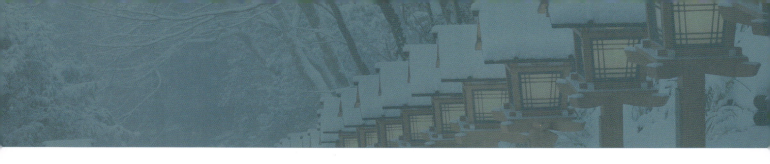

Calm
Approach to Glycemic Variations
Vol.5 No.1 2018

定価（本体1,000円＋税）
（年2冊 1, 7月発行）

- 本誌に掲載する著作物の複製権・翻訳権・上映権・譲渡権・公衆送信権（送信可能化権を含む）は株式会社先端医学社が保有します．
- JCOPY＜(社)出版者著作権管理機構 委託出版物＞
本誌の無断複写は著作権法上での例外を除き禁じられています．複写される場合は，そのつど事前に，(社)出版者著作権管理機構（電話03-3513-6969，FAX 03-3513-6979，email：info@jcopy.or.jp）の許諾を得てください．

2018年1月15日発行

監修者　岡田洋右
発行者　鯨岡 哲
発行所　株式会社　先端医学社
　　　〒103-0007　東京都中央区日本橋浜町2-17-8
　　　　　　　　浜町平和ビル
　　　電　話　03-3667-5656(代)
　　　FAX　　03-3667-5657
　　　郵便振替　00190-0-703930
　　　　　　　http://sentan.com
　　　　　　　E-mail:book@sentan.com
　　　印刷／倉敷印刷株式会社

ISBN978-4-86550-316-6 C3047 ¥1000E